ねころんで
読める

Dr.浅井の
本当に
やさしい

医療統計

獨協医科大学 埼玉医療センター 麻酔科 教授

浅井 隆 著

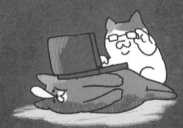

MCメディカ出版

統計は便利な道具ですっ！

「統計は難解でよくわからない」と思っていませんか？　また、「統計法は山ほどあるので、いったいどの統計法を使えばよいのかがよくわからない」という話を聞いたこともあるかもしれません。もしどのようなデータに対しても一種類の統計法で結果が得られるのであれば、誰も苦労しませんよね？

でも現実には、英語の名前や、舌を噛みそうなぐらい長い漢字が並んだ統計法が数多く存在しています。そのため、それらの統計法の名前を覚えるだけでも大変です。そして、適切な統計法は研究の種類、得られたデータの種類、調査回数、そして比較するグループ数などを考慮して選択する必要があります。

ここまで読んだだけで、「やっぱりむずかしそうで、ムリかも⁉」と思ったかもしれません。しかし、じつはそんなにむずかしいことではないんです！なぜなら統計は便利な道具で、それらの道具から適切なものを選べばよいだけだからです。

例えば自分で家のプチリフォームをするために必要な道具を、ホームセンターに買いに行ったとしましょう。そこには、あらゆる道具が揃えられています。そして、例えばねじ一本に関しても、店にはあらゆる素材のものがあり、種類もすり割りねじから十字穴ねじ、六角穴ねじなど、たくさん存在しています。ではなぜこれほど多数の道具が揃えられているか、というと、それぞれの道具には特徴があり、それぞれの用途に合わせて使い分ける必要があるからです。

当然ながら、なんとなく買いに行くと、これらの無数にある道具から、何を選んだらよいかわからないかもしれません。しかし、ちょっと調べてみれば、"すり割りねじ"はいわゆるマイナスねじだから、マイナスドライバーがあればよいことがわかります。また店員さんに、例えばコンクリートの壁に木の棚

を取り付けるにはどのねじがよいのかを質問するだけで、これらの無数にあるねじのどれを買えばよいかがわかるようになります。

　統計も道具と同じです。簡単なものから複雑で高度な知識を要するものまで多数存在していますが、それぞれ違う種類のデータの扱いが"得意"な統計法と、"苦手"な統計法があります。そのため、データの種類を判定して、そのようなデータを扱うのが"得意"な統計法を選べばよいだけです。

「統計法はむずかしいからマスターできないのでは？」とか、「わかりにくいから統計の本を最後まで読めるかな？」とか思っている人には、この本がおすすめです！　シリーズのタイトル通り、ぜひ"ねころんで"読んでみてください！

2020 年 7 月

獨協医科大学 埼玉医療センター 麻酔科 教授

浅井　隆

ねころんで
読める

医療統計

Contents

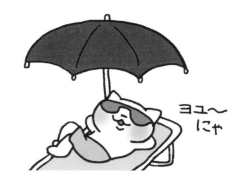

ヨユ〜
にゃ

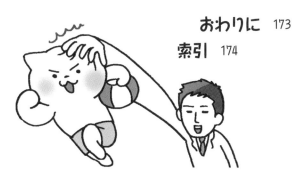

統計法──
なぜこんなに多くあるの!?

　統計法には、t 検定、マン・ホイットニー U 検定のような覚えやすい名前の統計法から、クラスカル・ウォリス検定、ステュアート・マックスウェル検定、そしてウィルコクソンマッチドペア符号付順位和検定、のように名前を覚えるだけでも大変なものまで、数多く存在しています。

　では、なぜこれほど多くの統計法が存在しているのでしょうか？　その理由はいくつかあります。1つめの理由として、さまざまな種類の「問い」に対して、違う統計を用いる必要があるからです。医学系研究とひとことで言っても、研究目的、すなわち「問い」は、つぎに挙げるようにさまざまあります。

- 1週間に2時間以上スポーツをしている50歳代男性の、血中コレステロール値は平均どのぐらいか？

    のような"素朴な"問い

- 新薬Aによる副作用は、対象者150人中0人であったが、副作用の発生頻度は最高どのぐらいか？
- 新薬Cはどのぐらいの頻度で有効か？

    のような、頻度の推定

- 新しい検査法はどのぐらい性能が高いか？
- 2人の診断はどのぐらいの頻度で一致するか？

　　のような、性能や精度についての調査

- 新薬Aは従来薬Bに比べてより有効か？
- タバコを20年以上吸っている人は、それより短い期間吸っている人に比べ、肺がんになる危険性は高いのか？

　　のような、比較検討

- 心筋梗塞を起こした人の、その後の5年間での再発率の経年的変化はどうなっているか？

　　のような、経時的変化の解析

- 血中コレステロール値が高い人ほど心筋梗塞を起こしやすいのか？

　　のような、要因の関連性の有無の調査

- 身長160cmの男性の体重はどのぐらいか？

　　のような、1つの項目の値からほかの項目の値の推定

- 下肢静脈瘤を起こしやすい要因は何か？

　　のような、どの要因（性差、体脂肪率など）が病気になる危険性を高くしているのかの検索

　このように、さまざまな違う種類の問いについて解明するには、例えばつぎのような統計法を選択します。今は選択方法を知らなくても大丈夫。統計法にはこういう種類があるのだな、という気持ちでざっと目を通してみましょう。

1週間に2時間以上スポーツをしている50歳代男性の、血中コレステロール値は平均どのぐらいか？ ➡ 記述統計

新薬Aによる副作用は、対象者150人中0人であったが、副作用の発生頻度は最高どのぐらいか？ ➡ 信頼区間

新薬Cはどのぐらいの頻度で有効か？ ➡ 治療必要数（NNT）

新しい検査法はどのぐらい性能が高いか？ ➡ 陽性的中率、陰性的中率

2人の診断はどのぐらいの頻度で一致するか？ ➡ カッパー係数

新薬Aは従来薬Bに比べてより有効か？ ➡ 仮説検定、信頼区間

タバコを20年以上吸っている人は、それより短い期間吸っている人に比べ、肺がんになる危険性は高いのか？ ➡ 相対危険度、オッズ比

心筋梗塞を起こした人の、その後の5年間での再発率の経年的変化はどうなっているか？ ➡ 生存率曲線

血中コレステロール値が高い人ほど心筋梗塞を起こしやすいのか？	➡	相関
身長160cmの男性の体重はどのぐらいか？	➡	回帰
下肢静脈瘤を起こしやすい要因は何か？	➡	多変量解析

　いろいろありますね？　このように、さまざまな種類の問いに対して、適切な統計法を選択する必要があります。

　統計法が多数存在している2つめの理由は、ある1つの「問い」に対して得たデータであっても、データの種類や、比較するグループ数の違いなどによって、違う統計法を使う必要があるからです。

　これらの統計法の1つひとつの特徴と使い方を知るには、統計法に関する分厚い本を読む必要があります。しかし、いくつかの簡単なステップを順序よく確認していくだけで、これらの数多くの統計法のどれを選択すべきかを大まかに決めることができるようになります。
　ではこれから、適切な統計法を選択するのに最低限必要なことは何かを確認していきましょう！

第1部

データについて知ろう！

1章 データの種類

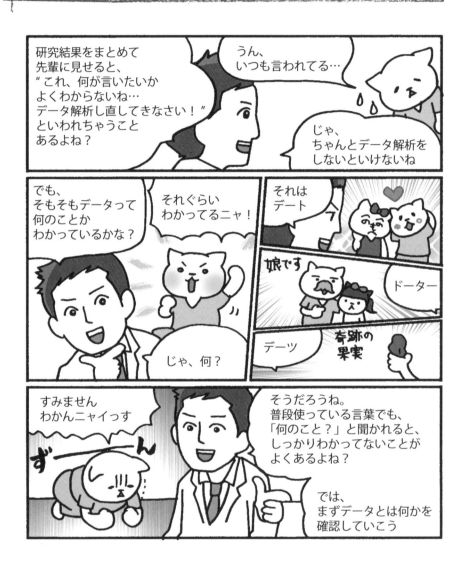

データとは?

　看護研究や医学研究をするようになれば、指導してくれている人から、「しっかりとデータを収集して、それらのデータを適切に解析した上で、研究結果を導き出しなさいっ」といわれるはずです。研究をする場合、研究目的に合ったデータを収集し、得られたデータに対して適切な統計法を選択して解析、そしてそれらの統計結果をもとに結果を出す必要があります。しかし、慣れないうちは、どのようなデータをどのように収集して、どう解析したらよいか、ぜんぜんわからない、と戸惑ってしまうかもしれません。

　そもそも"データ"という言葉は普段からよく使いますが、それがどういうものかを知っておかないと、適切な統計法の選択ができなくなってしまいます。そのため、まずデータとは何かについてしっかり確認しておきましょう。

　研究では、さまざまなことについて観察や測定をし、それらを収集、記録します。例えばつぎの研究をするとしましょう。

　"新たに開発された治療法は、今使用されている治療法に比べて手術後の離床までの時間を短縮できるかどうか?"

　このような研究をする場合、各グループでの離床までの時間を記録する必要があるのはもちろんですが、身長、体重、年齢、血中ヘモグロビン量などの対象者に関する測定値や、術前に認知症や歩行困難があったかどうかなどの情報に関しても収集、記録するのが一般的です。また、手術時間、術中出血量、輸液量、そして術後の鎮痛薬の使用量など、さまざまなことについても調査して記録します。

　さて、**データ**(data)とは、このような研究で、各項目に関して複数の対象者から得た値や情報をまとめたものになります。

データとは、各項目に関して複数の対象者から
得た値や情報をまとめたもの、と覚えよう！

データの種類

さて、データとは何かを確認しましたが、データは一種類ではなく、いくつかの種類に分けられることを覚えておきましょう。

例えば 表1 は、婦人科領域の手術を受けた30症例に関する身長や体重などのデータを集計して示したものです。このような表は研究報告でよく見ますよね？

表1　婦人科領域の手術を受けた30症例の特徴
（平均（標準偏差）あるいは人数（％））

年齢（歳）	56 （ 8）
身長（cm）	156 （ 7）
体重（kg）	57 （10）
認知症症状あり（人）	3 （10%）
ニューヨーク心臓協会（NYHA）心機能分類	
I	12 （40%）
II	10 （33%）
III	8 （27%）
IV	0 （ 0%）
喫煙数（／日）	
0本	24 （80%）
1〜4本	1 （ 3%）
5〜9本	2 （ 7%）
10本以上	3 （10%）

これらの結果はすべて数字で示されているので、どれも同じように見えますが、じつはいくつかの違う種類のデータを集計した結果が示されています。

　ここで大事なことは、データの種類が違うと、使用できる統計法に違いがあることです。そのため、まず得られたデータの種類が何かを判定できないと、適切な統計法を選択できなくなってしまいます。

> データの種類を判定できてのみ、適切な統計法を選択できるようになる！

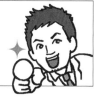

　データの種類は、いろいろな方法で区分することができますが、ここでは、データ自体の特徴の違いによる区分について見ていきましょう。

　まず、データは**数値データ**と**分類データ**の２つに大きく区分される、と覚えておきましょう　図1　。そして、数値データは**量的データ**、分類データは**質的データ**と呼ばれることもあるので、これらの名前も覚えてしまいましょう。これらの２種類の呼び方を覚えておくべきなのは、医学研究の場合には数値データと分類データ、看護研究の場合には量的データと質的データという呼び方がよく使われているからです。

　さて、数値データはさらに**連続データ**と**離散データ**に区分されます。また、分類データもさらに**名義データ**と**順序データ**に区分されます　図1　。

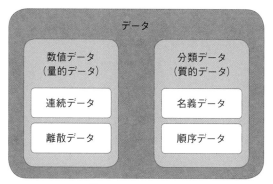

図1　データの種類

はじめから見慣れない名前の羅列で眠くなってしまいそうですが、これらの呼び方は何度も出てくるので、しっかりと覚えるようにしましょう。

では、これからこれらのデータの違いについて確認していきましょう！

連続データ

連続データは文字通りデータを連続した数値で示すことができるものです。例えば身長は、170 cm、171 cm、172 cm…、あるいは 170.1 cm、170.2 cm、170.3 cm…のように、"連続した"値で示すことができるので、連続データになります。一般的には、身長計や体重計などで測定して得た値が連続データになります（表2）。

連続データのほかの例として、肥満度を示すBMI（ボディマスインデックス）が挙げられます。よく知られているように、BMI は"体重（kg）を身長（m）の2乗で割った値"ですが、このように測定値同士を演算して求めたものは連続データになります（表2）。呼吸機能評価の呼気1秒率なども測定値同士を演算して求めたものですから、連続データになります。

表2　連続データの例

測定されたもの
　身長
　体重
　血圧
　体温
　血中コレステロール値
　肺活量　　など

算出されたもの
　動脈血中酸素含量
　BMI（ボディマスインデックス）
　呼気1秒率　　など

離散データ

　離散データとはなんとも変な名前ですが、数を数えたものになります。数を
数えるのは、1、2、3…などですから、身長170.3cmのように、小数点以下の
値が出てくることはありません。そのため、"連続した"値ではなく、値と値
の間は最低1つ"離れ"ているため、離散データと呼ばれています。

　離散データは数を数えた値のため、常に**整数**になります。子供の数、午前中
の外来来院者数、1分間あたりに出現する不整脈の数などが離散データになり
ます（表3）。

（表3）　離散データの例

子供の数
午前中の外来来院者数
1分間あたりの心室性不整脈数　　など

名義データ

　名義データは分類データの1つで、性別や血液型など、対象者の特徴をいく
つかのグループに区分して、"名義"づけたデータになります（表4）。

　名義データは、例えば性別の男性は1、女性は2、血液型のA型を1、B型
を2、AB型を3、そしてO型を4、というように数値化して入力することも
可能です。

（表4）　名義データの例

男 / 女
妊娠している / 妊娠していない
独身 / 既婚
独身（未婚）/ 独身（離婚暦あり）/ 既婚
血液型：A型 / B型 / AB型 / O型

名義データの特徴として覚えておくべきことは、これらのグループ区分の特徴を比較することはできない、ということです。例えば、連続データである身長に関しては、「172cm の人は、164cm の人に比べて背が高い」のような比較ができます。一方、名義データである血液型に関しては、「A 型は B 型に比べて大きい」などの比較は不可能ですよね？

順序データ

　順序データも分類データの 1 つです。名義データはグループ区分の特徴の比較が不可能なことを確認しましたが、順序データは「早いか遅いか？」、「重症か軽症か？」、あるいは「大きいか、中等度か、それとも小さいか？」などの順序を付けることができるのが特徴です 表5 。

表5　順序データの例

ニューヨーク心臓協会（NYHA）心機能分類（Ⅰ、Ⅱ、Ⅲ、Ⅳ）

Hugh-Jones 分類（呼吸困難度）（Ⅰ、Ⅱ、Ⅲ、Ⅳ、Ⅴ）

子宮頸癌のステージ分類（0、Ⅰa、Ⅰb、Ⅱa、Ⅱb、Ⅲa、Ⅲb、Ⅳa、Ⅳb 期）

糖尿病なし / 糖尿病あり（腎透析なし）/ 糖尿病あり（腎透析中）

心筋梗塞の既往
　（12ヶ月以上前、6〜12ヶ月前、3〜6ヶ月前、1〜3ヶ月前、1ヶ月未満）

　順序データの代表例として、ニューヨーク心臓協会（New York Heart Association：NYHA）の心不全の状態分類があります 表6 。この表を見ると、Ⅱ度はⅠ度に比べ、またⅢ度はⅡ度に比べて、より心不全の重症度が高いことがわかります。この例のように、医学の分野で示されている順序データは、数字が大きくなるほど重症度が高く設定されているのが一般的です。

表6 ニューヨーク心臓協会（NYHA）心不全の状態分類

Ⅰ度　身体活動には特に制約がない。日常の労作時によっても、過度の疲労、動悸あるいは呼吸困難は生じない。

Ⅱ度　身体活動が軽度に制約されている。安静時には症状はないが、日常の労作時に、疲労、動悸あるいは呼吸困難が生じる。

Ⅲ度　身体活動が著しく制約されている。安静時には症状はないが、比較的軽い日常での労作でも、疲労、動悸あるいは呼吸困難が生じる。

Ⅳ度　いかなる日常生活上の活動でも症状を伴う。安静時においても心不全所見が認められる。労作によって症状が増強する。

ではつぎの例を見てください。

糖尿病なし　/　糖尿病あり（腎透析なし）　/　糖尿病あり（腎透析中）

　これを見ると、糖尿病に罹患している人はしていない人に比べて全身状態がよくない、と判定できますし、また糖尿病があって腎透析を受けている人は、糖尿病があるけれども腎透析を受ける必要がない人に比べ、重症度が高いといえます。そのため、このデータも順序データ、と判定できます。糖尿病の重症度に順序をつけると、つぎのように数字に変更できます。

糖尿病なし　/　糖尿病あり（腎透析なし）　/　糖尿病あり（腎透析中）
↓
糖尿病の重症度：0、1、2（あるいは 1、2、3）

　このように、順序データの場合、文字での分類を数字化することにより集計しやすく、また統計を用いた解析が行いやすくなります。

これまで、データの種類は4つあることを確認しました。そして、これらの4種類のデータにはそれぞれいくつかの特徴があります。その1つの特徴はつぎの通りです。

連続データ、離散データ、あるいは順序データ
では、大きさなどの順位を比較できるが、
名義データでは比較はできない！

次章では、これらのデータの種類の判定の仕方を、もう一度しっかりと確認していきましょう！

この章のまとめ

- データとは、各項目に関して複数の対象者から得た値や情報をまとめたものである。

- データは一種類ではなく、いくつかの種類に区分される。

- データの種類の違いにより、使うべき統計法が違う。

- データは数値データ（量的データ）と分類データ（質的データ）に区分される。

- 数値データは連続データと離散データに区分される。

- 分類データは名義データと順序データに区分される。

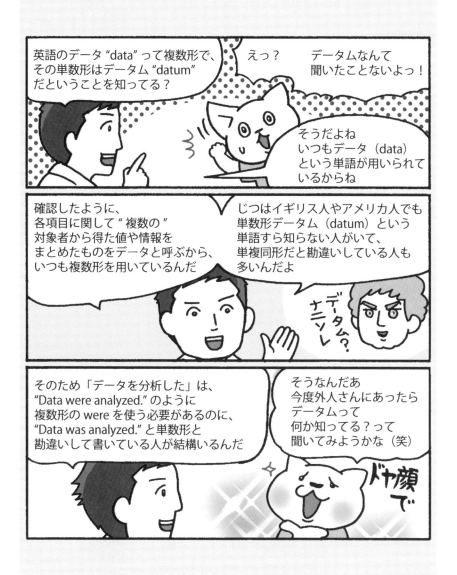

練習問題

問題 1

質的データと同じ意味のデータはどれですか？

a. 数値データ

b. 分類データ

c. 量的データ

d. 連続データ

問題 2

分類データに含まれるのはどれですか？（該当するものをすべて選んで下さい）。

a. 連続データ

b. 名義データ

c. 順序データ

d. 離散データ

問題 3

ある救急病院に搬送されてきた12人の血糖値はつぎの通りでした。

ある救急病院に搬送されてきた12人の血糖値 (mg/dL)

142	163	110	162
128	56	82	210
98	120	320	64

これらのデータは何データになりますか？

答え

問題1 b

　質的データは分類データとも呼ばれます。一方、量的データは数値データとも呼ばれます。

問題2 bとc

　分類データは名義データと順序データに区分されます。一方、数値データは連続データと離散データに区分されます。

問題3 連続データ

　血糖値は連続した数値で示すことが可能なため、連続データになります。

2章 データの種類の判定

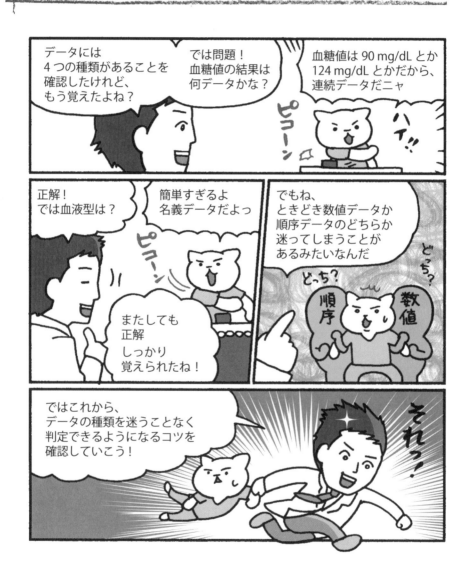

データの特徴を知ろう

　1章で、データには4つの種類があることを確認しました。得られたデータがどの種類なのかを判定するのはむずかしくないはずですが、ときどき迷ってしまうことがあるようです。しかし、各データの特徴を知っておくと、迷うことなく判定できるようになるため、今回はそれについて確認していきましょう！

連続データの特徴

　連続データは、身長や体重などの測定されたものや、BMI（ボディマスインデックス）などの算出されたものなどが含まれることを確認しました（もしも忘れてしまっていたら…☞18ページ）。そして、連続データの特徴は、得られた値で演算をし、その演算した値に意味あることです。

　例えば、体重75kgの人と50kgの人がいたとしましょう。

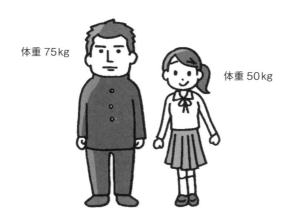

体重75kg

体重50kg

　75kgの人は50kgの人に比べてどのぐらい重いかを知りたければ、引き算をして"25kg重い"、そして割り算をすると、"1.5倍重い"などのように、演算結果が意味のある内容になっています。そのため、これらのデータは連続データだ、と簡単に判定できるはずです。

離散データの特徴

　離散データは 1 世帯あたりの子供の数や、1 分間に出現した不整脈数などですね？（☞ 19 ページ）これらの離散データに対して演算するとどうなるか見てみましょう。

　例えばある地域の 10 万世帯の子供の数を調査したところ、14 万 5 千人の子供がいたとしましょう。この子供の数を世帯数で割ると、一世帯あたり平均 1.45 人の子供がいる計算になります。しかし、"子供の数が 1.45 人"ということはあり得ませんから、連続データではなく、離散データであることがわかります。

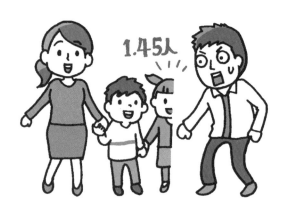

　しかし実社会では、「日本における合計特殊出生率（いわゆる出生率）は、平成元年で 1.57 人、平成 30 年に 1.42 人と、平成の 30 年間に 0.15 人（1.57 − 1.42 ＝0.15）低下した」のように、演算で求めた値が普通に使われるようになってきています。そのため、今では離散データも、連続データと同じく演算結果が使える、と考えられることが多くなってきています。

名義データの特徴

　名義データの例として血液型がありましたね？（まさかとは思いますが、忘れてしまっていたら…☞ 19 ページ）血液型のデータを統計解析ソフトにデータ入力する場合、例えば A ＝ 1、B ＝ 2、AB ＝ 3、O ＝ 4 と設定し、これらの数値を入力することが可能です。

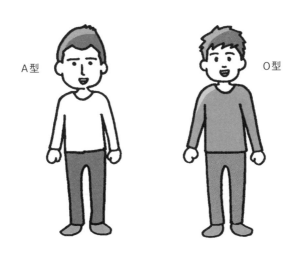

A 型　　　　　　　　　　　O 型

　しかしこれらの数字は単なるラベルづけであるため、演算を用いて、"4 は 1 の 4 倍"、すなわち "O 型の血液は A 型の血液に比べて 4 倍大きい" のようなグループ区分の特徴を比較することはできません。このように名義データでは、演算をした結果は意味がないことがわかるはずです。

順序データの特徴

　順序データは、ニューヨーク心臓協会（NYHA）による心機能分類があります（☞20ページ）。この評価は1、2、3、4の数字が大きいほど重症度が高いことを確認しました。しかし、これらの値を演算した結果、例えば"心機能評価3の人は2の人の1.5倍重症である"とはまったくいえません。そのため、順序データは一般的に、数値が大きくなるほど重症度が高くなるにも関わらず、連続データの場合と違って、演算結果は意味がないのが特徴です。

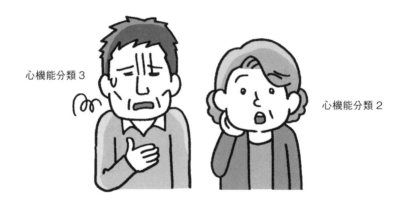

心機能分類3

心機能分類2

データの種類の判定法

判定の原則

　これら4種類のデータの特徴を知ると、データの種類の判定は簡単です。データ同士の演算結果に意味がある場合には数値データ、意味がない場合には分類データと判定します。

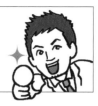
データ同士の演算結果に意味がある場合は
数値データ、意味がない場合には分類データ
と判定しよう！

この章のまとめ

○ 得られたデータがどの種類なのかを適切に判定する必要
がある。

○ データ同士の演算結果に意味がある場合は数値データ、
意味がない場合には分類データと判定する。

○ 離散データは連続データとして扱われることが多くなって
きている。

練習問題

問題1

　ある病院の婦人科病棟に入院した30人を対象に、退院時に看護ケアの満足度を5段階（5：満足、4：やや満足、3：ふつう、2：やや不満、1：不満）で評価してもらいました。その結果、つぎのようになりました。

患者 No.	評価	患者 No.	評価	患者 No.	評価
1	5	11	2	21	3
2	4	12	5	22	5
3	3	13	5	23	5
4	5	14	4	24	3
5	4	15	5	25	4
6	4	16	4	26	3
7	5	17	5	27	5
8	4	18	5	28	2
9	5	19	5	29	5
10	1	20	3	30	5

これらのデータは何データになりますか？

答え

問題1 順序データ

　各患者が、看護ケアの満足度の評価として、1から5のどれかの数字を選んでもらう研究ですが、例えば"評価5の人は、評価2の人の2.5倍満足"とはいえないため、分類データであることがわかります。また、数値が大きいほど満足度が高いため、順序データと判定できます。

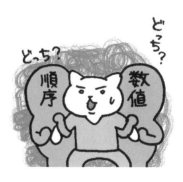

3章 観測法の違いによる データの種類

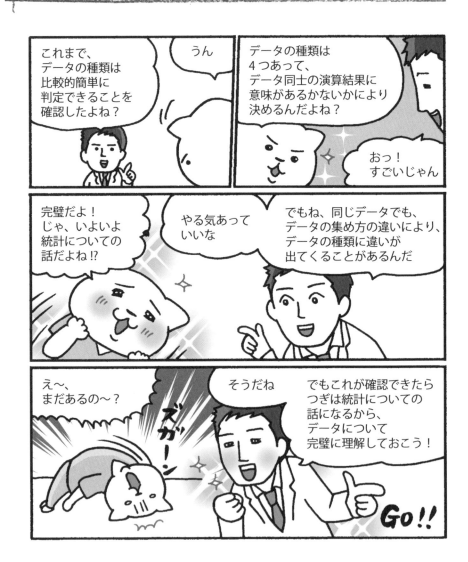

観測法の違い

　1章と2章で、データの種類と、その種類の判定法を確認しました。慣れていればデータの種類の判定は簡単なはずですが、観測法、すなわちデータの取り方の違いによってもデータの種類に違いがでてきてしまうことも知っておく必要があります。この章ではそれについて見ていきましょう！

　例えば、喫煙により肺がんになりやすいかどうかを調査する研究を計画したとしましょう。そのような研究では、まず「喫煙しているか、それともしていないか？」を調べるはずです。そして、「喫煙しているならどのぐらい吸っているのか？」や、「昔は吸っていたが、今は禁煙しているのか？」などについても調べたいはずです。

　これらの観測法、すなわち質問の方法はつぎのようにさまざまに設定することができます。

例1：

```
タバコを吸いますか？
回答例：　吸う
　　　　　吸わない
```

例2：

```
タバコをどのぐらいの頻度で吸いますか？
回答例：　よく吸う
　　　　　ときどき吸う
　　　　　ほとんど吸わない
　　　　　禁煙している
　　　　　吸ったことがない
```

例 3 :

> タバコを 1 日に何本吸いますか？
> 回答例：　80 本
> 　　　　　20 本
> 　　　　　 5 本
> 　　　　　　⋮

例 4 :

> タバコを 1 日に吸う本数はどれに該当します
> か？
> 回答例：　21 本、あるいはそれ以上
> 　　　　　11 〜 20 本
> 　　　　　 6 〜 10 本
> 　　　　　 1 〜　 5 本
> 　　　　　吸ったことがない

例 5 :

> ブリンクマン指数（1 日喫煙本数×年数）は？
> 回答例：　1260
> 　　　　　 420
> 　　　　　 200
> 　　　　　　⋮

例 6 :

> ブリンクマン指数はどれに該当しますか？
> 回答例：　801 以上
> 　　　　　601 〜 800
> 　　　　　401 〜 600
> 　　　　　201 〜 400
> 　　　　　　0 〜 200

　さて、これらの質問で得られた回答をまとめたデータの種類は同じではあり

ません。そのため、各質問形式で得られたデータの種類が何かを判定する必要

があります。

　例1の場合、「タバコを吸いますか？」の質問への回答は、「吸う」か「吸わない」ですから、数値データではなく、分類データになることがすぐわかります。

　そして、「吸う人」、「吸わない人」のグループに区分した、と考えれば、得られたデータは分類データのうち名義データと判定できます。一方、「タバコを吸う人は吸わない人に比べて健康によくない」という前提に立てば、"健康によくない順番"（例えば、「吸う」を1、「吸わない」を0）という順序データとして扱うことができます。

　例2の場合、5項目は程度の差に順序がつけられたものですから、5、4、3、2、1（あるいは4、3、2、1、0）と書き換えることができるので、順序データとして扱えます。

　このようにして、例に挙げた**例1**から**例6**のデータの種類を判定すると、つぎのようになるはずです。

例1：

タバコを吸いますか？ 回答例：　吸う 　　　　　吸わない

➡ 分類データ
（名義あるいは順序データ）

例2：

タバコをどのぐらいの頻度で吸いますか？ 回答例：　よく吸う 　　　　　ときどき吸う 　　　　　ほとんど吸わない 　　　　　禁煙している 　　　　　吸ったことがない

➡ 順序データ

例3：

タバコを1日に何本吸いますか？
回答例：　80本
　　　　　20本
　　　　　　5本
　　　　　　：

➡　離散データ

例4：

タバコを1日に吸う本数はどれに該当しますか？
回答例：　21本、あるいはそれ以上
　　　　　11〜20本
　　　　　6〜10本
　　　　　1〜　5本
　　　　　吸ったことがない

➡　順序データ

例5：

ブリンクマン指数（1日喫煙本数×年数）は？
回答例：　1260
　　　　　420
　　　　　200
　　　　　：

➡　離散データ

例6：

ブリンクマン指数はどれに該当しますか？
回答例：　801以上
　　　　　601〜800
　　　　　401〜600
　　　　　201〜400
　　　　　　0〜200

➡　順序データ

　これらの例を見ればわかるように、「タバコを吸っているかどうか？」という1つの質問に関しても、観測方法、すなわちこの場合には質問方法はさまざまあり、そして観測法の違いによって、データの種類も違ってくることが理解できたと思います。

> データの種類は観測法の違いによっても
> 変わってくる！

観測法の設定

　このように観測法によってデータの種類が変化するので、研究を計画する場合、つぎのポイントがあります。

> データの種類を決める観測法の設定は、
> 研究目的に最も合ったものを選択すべき、
> と覚えておこう！

　例えば、「タバコを吸うと、肺がんになる頻度が高くなるかどうか？」というような、「吸うと吸わない」で肺がんの発生頻度を比較するのであれば、**例1**のように分類データ（名義あるいは順序データ）を得られる観測法を設定します。一方、「タバコを吸う本数が多いほど肺がんになる頻度が高くなるか？」を調査したい場合には、**例3**や**例5**のような離散データ、あるいは**例2**、**例4**、**例6**のような順序データが得られる観測法を設定するようにします。

　これだけ知っておくと、1つの質問内容であっても、いろいろな質問法があり、それぞれ違う質問方法により、さまざまな種類のデータとして扱うことができるようになりますよね!?

　さて、データの種類が違ってくる観測法の選択は、研究の開始前に決めておく必要があります。そうすべき理由の1つとして、例えば**例1**のように、タバ

コを吸うか吸わないか、研究を開始し、途中で、あるいは研究終了後に、"やはり**例5**や**例6**のように、もう少し詳しく調べるべきだった"と考え直しても、手遅れだからです。ですから、どのような観測法で、どのようにデータを収集するかを調査をする全員でしっかりと検討して決めてから研究を始めるようにしましょう！

判定がむずかしい例

これまで見てきたように、観測法の違いにより、どのデータの種類になるかを判定する必要がありますが、その判定がいつも簡単とはかぎりません。そして、一部のデータに関しては、現在でも専門家の間ですら判定が異なる場合があります。その代表例が、痛みの程度などを調べるのに用いる**視覚的評価スケール**（Visual Analogue Scaling：VAS）です。

痛みに関するVASは、（**図1**）のように、長さ10cmの直線を引き、左端を"痛みなし"、右端を"想像できる最も強い痛み"と設定し、痛みを感じている人にどのぐらいの痛みであるかを線上に示してもらう方法です。

痛みなし

想像できる
最も強い痛み

（**図1**）　典型的なVAS検査用の10cmの直線

（**図2**）は、2人に痛みの程度を示してもらった結果の例です。印がつけられた部位はVASの左端から5.2cmと6.2cmにあります。これら2人から得た痛みの程度の平均は、$(5.2 + 6.2) \div 2 = 5.7$、すなわち5.7cm、と求めることが可能なので、その演算結果の値は臨床的に意味がある、といえそうです。そのため、これらのデータは連続データとして扱うことが可能です。

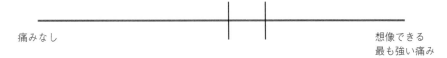

痛みなし　　　　　　　　　　　　　　　　　　　　　　　　　　　想像できる
　　　　　　　　　　　　　　　　　　　　　　　　　　　　　　　最も強い痛み

図2　　VAS 上に記載された 2 人の痛みの程度

図3 は 図1 と同じく VAS ですが、直線が 10 等分されています。そして痛みの程度を 0 から 10 までの数字のどれかに丸をつけてもらうと、各対象者は 0 から 10 までのどれかの整数を選択するはずなので、得られたデータは離散データになります。

ただし、離散データは連続データとしても扱うことも可能と考える人もいます（☞ 28 ページ）。また、数字の大きいほど痛みが大きいともいえるので、順序データとして扱うことも可能です。

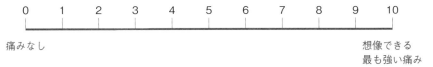

痛みなし　　　　　　　　　　　　　　　　　　　　　　　　　　　想像できる
　　　　　　　　　　　　　　　　　　　　　　　　　　　　　　　最も強い痛み

図3　　VAS（0～10 までを選んでもらう方法）

図4 は、文字を理解しにくい子供から痛みの程度を聞く場合によく用いられる VAS の例です。この例では "痛くない" から、"すごく痛い" までの 6 段階に分けられていて、痛みの程度をこれらの絵から 1 つ選んでもらいます。

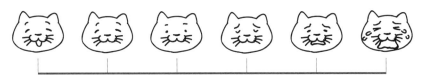

図4　　小児用 VAS（イラストの 6 つから選んでもらう方法）
〔Whaley L. et al. Nursing Care of Infants and Children, 3rd, ed, St. Louis Mosby, 1987〕を元に作成

この方法の場合、"左から6つ目の絵を選んだ子供の痛みは、左から3つ目の絵を選んだ子供の痛みの2倍"との演算を用いた解釈は正確度に欠けるため、このVASを用いた場合は、得られたデータは1から6段階の順序データとして扱うべきといえます。

　このように、同じ10cmのVASを用いて調査をしても、データの種類に違いがある上に、データの種類の判定に専門家の間でも意見が分かれることもあることを知っておきましょう。

　そして、いざ自分が研究をするときには、どの観測法を用いてどの種類のデータとして扱うべきかは、過去に同じような観測法を用いられた研究を見つけて、そこでどの種類のデータとして扱っているかを確認し、それらを参考にデータの種類を決めるようにするとよいでしょう。

この章のまとめ

- ○ データの種類は観測法の違いにより変わる。
- ○ データの種類を決める観測法の設定は、研究目的に最も合ったものを選択すべきである。
- ○ 一部のデータについては、それらのデータの種類の判定で意見が分かれることがある。

練習問題

問題1

　鼠径ヘルニア手術の日帰り手術を受けた3歳から10歳までの小児
100人の親に対して、手術のつぎの日に電話聴取し、手術を受けて
帰宅したあとに、子供が痛みを訴えたかどうかを、つぎの4段階で
評価してもらいました。

　　痛みの程度
　　0：まったく痛がらなかった。
　　1：少しだけ痛がった。
　　2：痛がったが泣いてはいなかった。
　　3：すごく痛がって泣きじゃくっていた。

　また、日帰り手術の全体的な満足度を、「満足」あるいは「不満足」
のどちらかを選んでもらいました。

（a）痛みの程度の調査結果はどの種類のデータですか？
（b）満足度に関する答えはどの種類のデータですか？

答え

問題1(a) 順序データ

痛みの程度に関する質問は、4段階評価で、数字が大きくなるほど痛みが大きくなっているので、順序データと判定できます。

問題1(b) 名義データあるいは順序データ

満足度は、「満足」だった親と「不満足」だった親の2つのグループに区分できるため、名義データと判定できます。ただし、「満足」は「不満足」に比べてより満足度が高いという順序があるとも考えられるので、その場合には、順序データともいえます。

第2部

統計法の種類を知ろう！

4章 統計法のカテゴリー

記述統計と推計統計

　これまでデータについて確認してきました。では、ここからはいよいよ統計法について確認していきましょう。

　まず、いつものように丸暗記することから始めます。その第1は、統計法は**記述統計**と**推計統計**の2つのカテゴリーに分けられる、です。

　第2に、これらの2つのカテゴリーの違いは、母集団の概念を使うか使わないか、になります。

> 記述統計と推計統計の違いは、母集団の概念を使うか使わないか、と覚えよう！

　さて、これらを丸暗記するにしても、始めから"**母集団**"という意味のわからない言葉が出てきましたね？　確かに変な日本語です。母集団は英語の"**population（ポピュレーション）**"の訳なので、英語の方が　なんとなくわかる感じがするかもしれません。

　では、これから"母集団とは何か"、と"母集団の概念を使う統計と使わない統計"について見ていきましょう。

記述統計

では、まず統計法の1つめの記述統計とは何かを確認しましょう。

記述統計は、研究から得られたデータを要約して、それらの特徴を"記述する"ための統計です。例えば、婦人科手術を受ける人に対して、術後の看護に関するアンケート調査に関する報告がされたとします。そして結果が 表1 のようにまとめられているのを見たことがあるはずです。

表1　婦人科領域の手術を受けた30症例の特徴
（平均（標準偏差）あるいは人数（%））

年齢（歳）	56 （ 8）
身長（cm）	156 （ 7）
体重（kg）	57 （10）
認知症症状あり（人）	3 （10%）
ニューヨーク心臓協会（NYHA）心機能分類	
Ⅰ	12 （40%）
Ⅱ	10 （33%）
Ⅲ	8 （27%）
Ⅳ	0 （ 0%）
喫煙数（/日）	
0本	24 （80%）
1～4本	1 （ 3%）
5～9本	2 （ 7%）
10本以上	3 （10%）

さて、表1 に示されている研究対象者の平均身長やニューヨーク心臓協会（NYHA）心機能分類の割合などの結果が記述統計になります。そして、論文の本文中にも"対象者30人の平均年齢は56歳で、平均身長は156cmであった"のように、まとめて"記述"されているのを見たことがありますよね？

記述統計の特徴としては、これらの数値は、研究対象者となった婦人科手術を受けた30症例の特徴をまとめたものですが、対象とならなかった人の特徴については何も示していないことです。そのため、同じ研究をほかの30人を対象に施行すると、得られる値は 表1 の値と違ってくるはずです。

ある集団全体の特徴は、その集団に属するすべての人を対象としないと、わからないはずです。実際に、そのようにすべての人を対象とした調査が行われることがあり、そのような調査、研究は、**全数調査**あるいは**悉皆調査**と呼ばれます。そして全数調査の代表例が、国勢調査や日本のすべての学校で行われている身長、体重検査などになります。

　さて、これまでの説明で“母集団の概念”という言葉は出てきませんでした。そのため、記述統計は原則として母集団の概念を用いない統計法、と覚えておきましょう。

> 記述統計は、研究対象者から得られたデータを要約して、それらの特徴を“記述”する統計である！

推計統計

　今度は、統計法のもう１つのカテゴリーである推計統計とは何かを確認しましょう。

　医学系研究はほとんどの場合、全数調査、すなわちすべての人を対象とした研究をすることはなく、一部の人を対象者として、その人たちからデータを得ます。例えば、つぎの目的の研究がされたとしましょう。

研究目的：

新しく開発された鎮痛薬Ａは、現在使われている鎮痛薬Ｂに比べ、リウマチに罹患している人において副作用の発生頻度が低いかどうか、そして低ければ何パーセントぐらい低いか、を調査する。

　このような研究では、全数調査、すなわちリウマチに罹患しているすべての人を対象にすることはありません。普通は、対象となるすべての人の中から、例えば200人のみを対象にして研究をします。この研究では例えば、これらの200人をランダムに2グループに区分し、一方の100人で鎮痛薬Aを、他方の100人で鎮痛薬Bを投与して副作用の発生頻度を調査します。

　そしてその結果、副作用発生頻度がつぎの通りとなったとします。

鎮痛薬A投与後：100人中16人（16％）
鎮痛薬B投与後：100人中22人（22％）

　この結果を見れば、鎮痛薬Aは鎮痛薬Bに比べ、副作用の発生頻度は低く、そして6％低くなっています。

　では、この結果から、「新薬Aは従来薬Bに比べて副作用の発生頻度は低く、そして6％低い」と結論づけてよいでしょうか？　答えからいうと、「ノー！」になります。

　この研究では、確かに新薬A投与後の副作用の発生頻度16％は、従来薬B投与後の発生頻度22％に比べて6％低くなっています。しかし、さきほど確認したように、これらの結果は記述統計の結果のため、研究対象者となった200人以外の情報については何も示していません。

　そのため、例えば違う200人で同じ研究をすれば、副作用の発生頻度は、鎮痛薬Aは鎮痛薬Bに比べて6％低くなるとはかぎらず、例えば4％低かったり、8％低かったりすることがあるはずです。

　さらに、違う200人で同じ研究をすると、新薬A投与後の副作用の発生頻度は、従来薬Bの投与後と同じとなったり、逆に高くなってしまうかもしれません。このように、200人を対象として得られた結果からは、「新薬Aは従来薬Bに比べ、副作用の発生頻度が低い」という結果を出せないことになります。

では、どのようにして一部の人を対象として研究して得た結果から、新薬A は従来薬Bに比べて副作用の発生頻度が低いとか、低ければ何パーセント低い、などということができるのでしょうか？

　すべての人を対象にした全数調査の場合と違い、例えば200人という一部の人での結果から、その集団に属するすべての人でどうなるか、は推測するしかありません。じつはこの推測を可能にしてくれるのが**推計統計**です。つまり、推計統計を用いることにより、一部の対象者から得た結果から、その一部の人たちが属するすべての人でも通用するかどうかを推測できるようになります。これができるなら便利ですね！

　さて、この推計統計を用いるときに必要な概念が**母集団**です。母集団とは、研究の対象となり得るすべての人の集団になります。例えば上の例では、リウマチに罹患しているすべての人が母集団になります。これで、母集団の意味もなんとなく理解できましたね!?

母集団とは、研究対象となり得るすべての人の集団、と覚えよう！

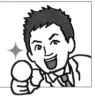

　推計統計は、 図1 で示したように、3ステップを踏んでいきます。まず第1ステップとして、全数調査でない研究では、母集団から一部の対象者を選び出します。そして第2ステップとして、それらの対象者で研究をして、データを収集します。さいごに第3ステップとして、それらの対象者から得られたデータを記述統計で集計し、その結果から母集団でどうなるかを、推計統計を用いて"計算して推定"する、すなわち"推計"します。

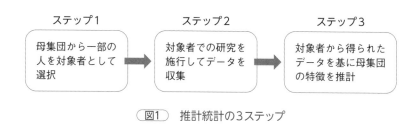

図1　推計統計の3ステップ

記述統計と推計統計の使い分け

　これまで、記述統計と推計統計の違いを確認してきました。母集団の概念を用いたかどうかなど、少しむずかしい話も出てきましたが、これらの統計の違いがなんとなくわかれば大丈夫です！

　さて、これらの統計法の違いがわかったら、得られたデータに対して記述統計のみを用いるのか、それとも推計統計も用いるのかを決めることができるようになります。

　例えば、国税庁による日本のすべてのサラリーマンの年間収入額の調査など、対象となるすべての人、すなわち母集団のすべてが調査される場合、母集団の状況の推定は必要がありません。そのため、記述統計のみを示せばよいことになります。

　一方、母集団の中から一部の人を対象にしてデータを収集し、その結果から母集団の特徴を推測する場合、推計統計が必要となります。

　医学系研究では、母集団の一部の人を対象に研究を行うのが一般的ですから、研究対象となった人の身長や体重などに関しては、記述統計を用いて、対象者がどのような特徴であったのかを示す必要があります。そして、比較した結果や副作用の発生頻度など、一部の対象者の結果から母集団での特徴を推測する項目に関しては、推計統計を用いるようにします。記述統計と推計統計の使い分け方、そんなにむずかしくないですよね!?

次章からは、記述統計を用いた具体的なデータ分析の仕方について確認していきましょう！

この章のまとめ

- 統計法には記述統計と推計統計がある。
- 記述統計と推計統計の違いは、母集団の概念を使うか使わないかである。
- 記述統計では原則として母集団の概念を用いない。
- 推計統計では母集団の概念を用いる。
- 母集団とは、研究対象となり得るすべての人の集団のことである。
- 医学系研究では、通常は記述統計と推計統計の両方を用いる。

練習問題

問題1

　統計法には記述統計と推計統計の2つのカテゴリーがありますが、母集団の概念を使うのはどちらでしょうか？

　　a. 記述統計
　　b. 推計統計

問題2

　日本の15歳の男子と女子の平均身長の差を知るために、ある高校に入学した男子学生300人と女子学生300人の身長を測定したところ、平均身長の差が12.1 cmだったとします。

　この研究結果から、日本の15歳の男子と女子の平均身長の差を知るためには、記述統計と推計統計のどちらを使うべきでしょうか？

　　a. 記述統計
　　b. 推計統計

答え

問題1 b

　記述統計では原則として母集団の概念を用いませんが、推計統計では母集団の概念を用います。

問題2 b

　「日本の 15 歳の男子と女子の平均身長の差を知る」のが研究目的ですが、全数調査ではなく、一部の人を対象とした研究が行われています。そのため、日本全国の 15 歳の男子と女子の身長差を知るには、得られたデータ結果からの推測が必要となります。それを可能にするのは推計統計になります。

第3部

記述統計を
マスターしよう!

5章 データの集計

記述統計を用いる場面

　ではこの章からいよいよ記述統計の具体的な使い方を確認していきましょう！

　記述統計は、主に得られたデータの特徴を示すのに使うことを確認しました（☞ 47 ページ）。データの種類が違うと、使うべき記述統計法が違ってくるため、まず、**1 章**から **3 章**で確認した方法で、得られたデータがどの種類かを判定します。そして、データの種類の違いに対応して記述統計を用いるようにします。

　適切な記述統計を用いるためには、まず得られたデータを集計して、グラフや表にまとめるとわかりやすくなります。データの種類の違いにより、グラフや表の示し方も違ってくるので、それらについて順番に確認していきましょう。

連続データの集計

集計法

　まず、得られたデータが連続データの場合の集計法についてです。

　表1 は、ある病院で手術を受けた 50 歳〜 75 歳までの男性 120 人の体重を調査した結果の一覧です。これを見れば、体重の軽い人から重い人までいろいろな人がいることがわかります。しかし、これら 120 人の体重はどのぐらいからどのぐらいまでなのか、平均体重はどのぐらいなのかなどが、すぐにはわかりません。そのため、データをわかりやすくまとめる必要があります。

表1　ある病院で手術を受けた50〜75歳までの男性120人の体重 (kg)

53	65	57	57	57	63	64	62	51	70
61	51	68	56	54	56	52	73	62	63
68	60	48	52	52	59	60	53	66	67
54	75	53	60	60	63	57	59	45	62
48	56	44	57	55	61	56	71	61	68
61	50	53	55	51	59	62	59	49	63
72	59	50	47	61	63	58	58	53	50
49	48	47	61	56	55	66	52	43	64
65	50	54	60	58	58	69	74	92	46
71	45	46	55	55	65	59	64	64	64
69	66	54	54	57	60	67	56	67	66
62	52	51	55	58	70	58	65	88	49

　それを可能にする1つの方法は、**表2**のように、データを大きさの順に並べて表示することです。

表2　ある病院で手術を受けた50〜75歳までの男性120人の体重 (kg) （重さ順）

43	49	52	54	56	58	60	63	65	69
44	49	52	55	57	59	61	63	65	69
45	50	52	55	57	59	61	63	66	70
45	50	53	55	57	59	61	63	66	70
46	50	53	55	57	59	61	63	66	71
46	50	53	55	57	59	61	64	66	71
47	51	53	55	57	59	61	64	67	72
47	51	53	56	58	60	62	64	67	73
48	51	54	56	58	60	62	64	67	74
48	51	54	56	58	60	62	64	68	75
48	52	54	56	58	60	62	65	68	88
49	52	54	56	58	60	62	65	68	92

　表2を見ると、体重が最も軽かった人は43kg、重かった人は92kg、とすぐにわかります。また、例えば80kg以上の人は120人中2人だけだったこともわかります。しかし、データ全体がどのように分布しているかはわかりにくい、という問題があります。

ヒストグラム

　連続データの分布は、**ヒストグラム**と呼ばれるグラフを作成すると一目瞭然になります。

　"ヒストグラム（histogram）"は英語ですが、じつはその語源は英語圏の人ですらわかっていません。なぜヒストグラムと呼ばれるのかがわかっていないとはビックリ！　ですが、**柱状グラフ**のことです。

　例えば、（表1）のデータをヒストグラムで表したのが（図1）になります。このグラフを見ると、40kg台の人から、90kg以上の人までいることがすぐにわかります。また、体重が55〜60kgの人が最も多く、平均体重はおそらくこのぐらいだろう、ということも読み取れます。さらに、例えばある患者の体重が88kgであれば（図上の矢印）、重い方から数名以内にいることがわかります。

　ヒストグラムの横軸（X軸）は、観測値の取り得る値を設定します。例えば（図1）の例では、100kgまでの体重を設定しています。そしてそこに目盛りをつけ、いくつかの幅に区分します。そして、これらの区分された各部を**階級**と呼びます。（図1）の例では、40kg以上〜45kg未満、45kg以上〜50kg未満、というように、5kgごとの階級で区分されています。

　そして、縦軸（Y軸）は**観測値数（度数）**を設定します。（図1）の場合には人数が設定されています。そして、各階級の範囲内の体重であった人の数を棒柱で示します。これなら、得られたデータから簡単にヒストグラムをつくれそうですね？

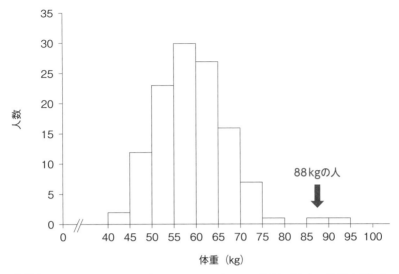

図1 ある病院で手術を受けた50〜75歳までの男性120人の体重を示した
ヒストグラム

ヒストグラムは連続データの状況を把握する
のに有用なグラフである！

　ヒストグラムは、このようにデータの分布を目で確認するのに便利なため、
研究報告のときに、「結果」としてこのヒストグラムを示すこともできます。
とくに学会発表や論文で、得られたデータの分布状況を知ってもらいたい場合に
は、データ解析前に作成したヒストグラムをそのまま使えるので便利ですよね？

累積度数グラフ

　（図2）は、（図1）（手術を受けた50歳〜75歳までの男性120人の体重）の43kgから92kgに向かって、各体重幅（40〜45kg未満、45〜50kg未満、……90〜95kg未満）に該当する度数（この例では人数）を足していった棒柱を示しています。このようなグラフは、人数などの度数を足していく、すなわち累積していくグラフなので、**累積度数グラフ**と呼ばれています。

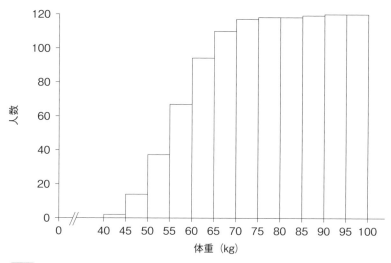

（図2）　ある病院で手術を受けた50〜75歳までの男性120人の体重を示した累積度数グラフ

　この累積度数グラフを見ると、40〜45kg未満の範囲に入る最低体重であった2人を示す棒柱から始まり、X軸上の体重が増えるにつれて、人数が増えていっています。そして最高体重であった人のいる90〜95kg未満の棒柱で120人となっています。

　累積度数グラフが普通のヒストグラムに比べて有用な点として、例えば「ある体重以上の人はどのぐらいの人数がいるのか」とか、「軽い方から20番目の人は何kgぐらいか」などをより簡単に読み取ることができることです。

　例えば 120 人の体重を軽い方から重い方に並べた場合に、その "真ん中" の体重であった人の体重がどのぐらいなのかを知りたいとしましょう。 図3 は 図2 の上に、120 人の "真ん中" の人、すなわち 60 番目の人に線を追加したものです。この累積グラフを見れば、"真ん中" の人の体重は、X 軸上で示されている 55 ～ 60kg 未満の間であることがすぐに読み取ることができます

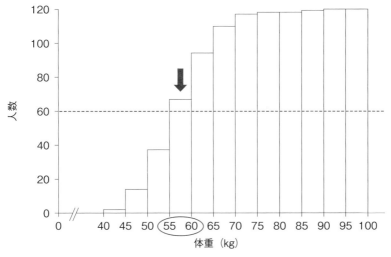

　　図3　ある病院で手術を受けた 50 ～ 75 歳までの男性 120 人の体重を示した
　　　　　累積度数グラフ（120 人の "真ん中" の体重になる 60 人目に点線を追加）

　累積度数グラフの Y 軸を、度数（この例では対象者数）から 0 ～ 100% の割合に変換することも可能です。例えば 図2 の Y 軸を、人数表記からパーセント表記に変換したのが 図4 （次ページ）です。

　 図4 のようにパーセント表記にした方が、 図2 に比べ、例えば約 92% の人は体重が 70kg 未満であったことがわかりやすくなっています。

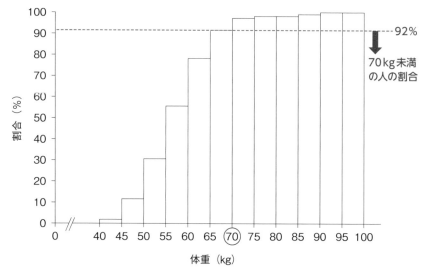

図4 ある病院で手術を受けた50〜75歳までの男性120人の体重を示した
累積度数グラフ（パーセント表記）

離散データの集計

離散データを集計する場合、調査したデータ結果に対する人数などの度数を
数えるようにします。例えば、研究対象者100人が何人暮らしをしているかを
調査した研究では、 表3 のように集計することが可能です。

表3 対象者100人の世帯構成人数

構成人数	度数（人）
1人	14
2人	20
3人	29
4人	25
5人	7
6人	3
7人	0
8人	2

　離散データを表で示す場合には、 表3 のように、最上段に最も小さい値（この例では構成人数１人）を示し、下に進むにつれて大きな値を示すようにするのが一般的です。

　離散データはまた、ヒストグラムで示すことが可能です。例えば、 図5 は 表3 の例を示した図です。

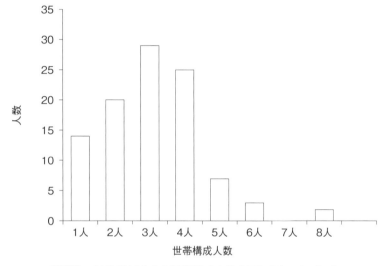

図5 　対象者100人の世帯構成人数を示したヒストグラム

　このように、離散データのヒストグラムは連続データのヒストグラムとよく似ていますが、示し方に違いがあるので注意しましょう。連続データの場合、 図1 のように観測値が連続的であることを示すために、各棒柱に隙間はありません。一方、離散データの場合は、観測値は整数で連続していないため、原則的に 図5 のように各棒柱に隙間を空けて示すことになっています。

> 離散データのヒストグラムは原則として
> 棒柱間に隙間を空けよう！

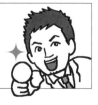

しかし、離散データは連続データとして扱われることも多くなっています。そのため、どちらのヒストグラムで表示すべきかは、有用と思われる方を選択します。例えば 図6 は、ある高校の3年生100人の期末試験の成績を示した図ですが、100点満点の試験では、原則として1点より小さい値はないので、離散データになります。しかし、試験点数は連続データとして扱われることも多く、図6 のように、各棒柱に隙間のないヒストグラムとして示してもよい、と考えられることが多くなっています。

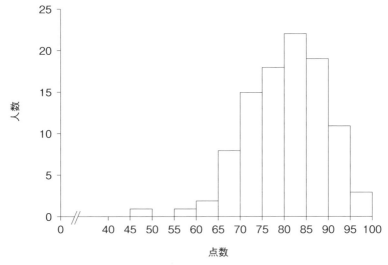

図6　ある高校の3年生100人の期末試験の成績を示した
　　　ヒストグラム

　このように、離散データのヒストグラムでは、棒柱間に隙間を空けずに作成されることもあります。しかし、医学系研究の発表では、"この発表者は、棒柱間に隙間を空ける、という基本的なことも知らないのか!?"との批判を避けるためにも、棒柱間に隙間を空けたヒストグラムを呈示する方がよいでしょう。

名義データの集計

名義データの場合は、名義付けられた各項目を構成する人数などの度数を数えます。例えば、ある研究対象者100人の血液型が 表4 のようであったとします。名義データでは各項目に順序はありませんから、表で並べる順序はありません。例えば 表4 では、血液型は一般的に A 型、B 型 …… の順で呼ばれることが多いので、その順に並べてあります。また 表5 のように、度数（人数）の大きい順に並べて示すことも可能です。

表4 対象者100人の血液型

血液型	度数（人）
A 型	62
B 型	15
AB 型	4
O 型	19

表5 対象者100人の血液型

血液型	度数（人）
A 型	62
O 型	19
B 型	15
AB 型	4

表での項目をどの順で示すかは、表を見てもらいたい人にとって最も有用と思われる順で並べるようにします。例えば血液型の例では、表5 は 表4 に比べ、"A 型が最も多く、2 番目に多いのが O 型である"、とわかりやすいので 表5 を用いるのがよいといえそうです。

名義データもグラフで示すことが可能です。例えば 図7 （次ページ）は 表4 のデータをグラフにしたものです。このグラフはヒストグラムとは呼ばずに、"ただ" の棒グラフになります。

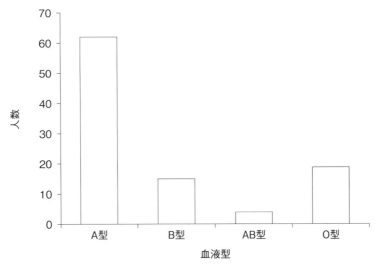

図7 対象者100人の血液型を示した棒グラフ

　名義データは連続データとして扱うことはできませんから、棒柱の間は必ず隙間を空ける必要があります。

　名義データは円グラフで示すことも可能です。例えば、図8 は 表4 のデータを円グラフにしたものです。これを見れば、A 型であった人が5割を超えて最も多い、などがわかります。

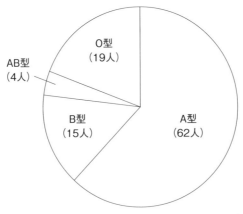

図8 対象者100人の血液型を示した円グラフ

　これらの棒グラフや円グラフでの項目の順番は、表のときと同様に、最も見やすい順番を選ぶようにします。

順序データの集計

　順序データも、離散データや名義データのように表にまとめることができます。例えば 表6 は、入院している成人女性患者120人での看護ケアへの満足度のアンケート調査の結果を示したものです。

表6　入院中の成人女性患者120人での看護ケアへの満足度

満足度	度数（人）
満足	37
やや満足	16
ふつう	34
やや不満足	20
不満足	13

　この研究では、「満足」から「不満足」まで、順序があるため、順序データと解釈できますが、データを示すときは、この順序通り（「満足」から「不満足」の順、あるいは「不満足」から「満足」の順）に示すようにします。

　順序データも棒グラフや円グラフで示すことが可能です。また、 図9 のように、横棒グラフで示すことも可能です。

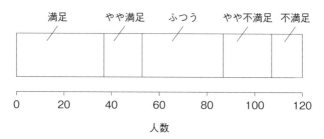

図9　入院中の成人女性患者120人での看護ケアへの満足度を示す横棒グラフ

横棒グラフは複数のグループでの順序データを比べるのに有用です。例えば、(図10)は、手術を受ける予定の男性120人と女性120人の看護ケアへの満足度を示した横棒グラフです。これらを見れば、男女間での評価結果の程度の違いが比較しやすいことがわかります。さらに、違いをよりわかりやすくするために、棒グラフ間に点線を追加したり（(図11)）、色分けしたりして示すことも可能です。

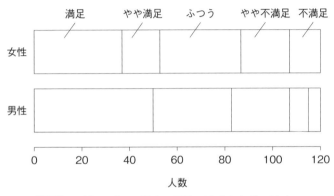

(図10)　手術を受ける予定の男性120人と女性120人の
　　　　看護ケアの満足度

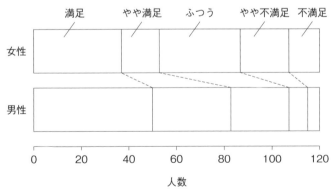

(図11)　手術を受ける予定の男性120人と女性120人の
　　　　看護ケアの満足度（比較用の点線追加）

この章のまとめ

- ヒストグラムは連続データを示す柱状グラフである。

- ヒストグラムは連続データの分布状況を把握するのに有用なグラフである。

- 連続データのヒストグラムは棒柱間に隙間を空けずに示す。

- 離散データのヒストグラムは原則として棒柱間に隙間を空けて示す。

- 名義データは、表、棒グラフ、円グラフなどで示すことができる。

- 順序データは表あるいは棒グラフで示すことができる。

- 名義データや順序データの棒グラフでは、棒柱間に必ず隙間を空けて示す。

練習問題

問題1

　手術時間が 2 時間未満の整形外科手術を受けた、100 人の未成
年者での術中の尿量を測定する研究を計画しました。

（a）得られたデータの分布状況を示すのに有用なグラフは何ですか？

（b）下のグラフは分布状況を示したものです。このグラフを学会報告
　　や論文で示してよいですか？

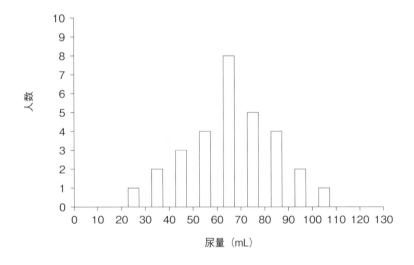

答え

問題1(a) ヒストグラム

　術中の尿量は、連続データと判定でき、連続データの分布状況を
視覚的に確認するにはヒストグラムが有用です。

問題1(b) よくない

　連続データを示すヒストグラムでは、データが連続的であることを
示すために、下の図のように棒柱間に隙間のないヒストグラムに変更
して、それを学会報告や論文で呈示するようにします。

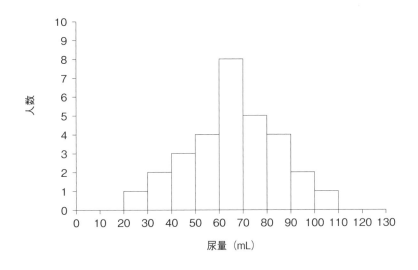

6章 代表値の示し方

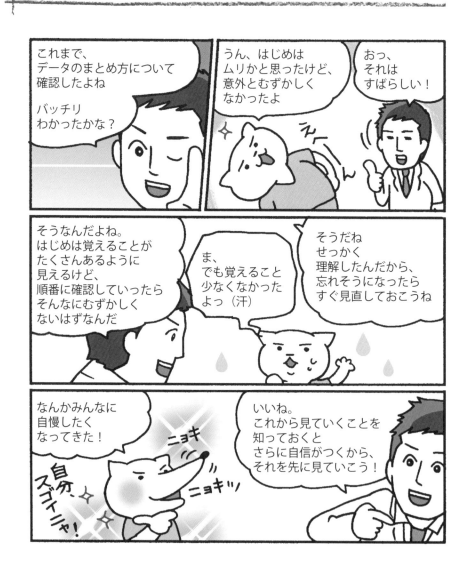

連続データの記述統計

これまで、データのまとめ方について確認しました。そして連続データの場合、このまとめたデータがどのような特徴をもっているか、すなわち特性を示すことが可能です。そしてそれらの**特性**を示すのに記述統計を用います。

連続データに対して用いた記述統計の結果には、 表1 のようなものがあります。ではこれから、これらについて1つひとつ確認していきましょう。

表1 連続データに対する記述統計結果の例

平均
中央値
標準偏差
四分位範囲
範囲　　　　　など

代表値の種類

連続データでは、「日本の高校2年生の男子の平均身長は170.5cmである。」とか、「研究対象となった300人の平均年齢は56歳であった。」など、平均的な値を示すことが可能です。統計では、そのような平均的な値を**代表値**と呼びます。

代表値は1種類ではなく、**平均**、**中央値**、**最頻値**など、いくつか存在します 表2 。

表2 連続データの代表値の例

平均（算術平均）
中央値（メディアン）
最頻値（モード）

平均と中央値の求め方は学校で習ったと思いますが、ここで確認しておきましょう。

　平均　　：得られた値の総和を人数で割った値
　中央値：得られた値を大きさの順に並べ、真ん中の順番になった人の値

　平均は**算術平均**とも呼ばれ、対象者から得られた値の総和を人数で割った値になります。一方、**中央値**は英語で**メディアン**とも呼ばれ、得られたデータを小さい、あるいは大きい順に並べ、真ん中になった人の値になります。
　ここでついでに**最頻値**についても確認しておきましょう。最頻値は英語で**モード**と呼ばれ、最も該当する人数が多かった値になります。
　これらのほかにも、いくつかの代表値の示し方がありますが、医学系研究では主に平均あるいは中央値で示されるので、それらについて確認しましょう。

代表値の使い分け

　連続データの代表値は、主に平均あるいは中央値を用いることを確認しましたが、平均と中央値は呼び名が違うぐらいですから、やはりこれらの意味に違いがあり、また役割も違います。そして、平均と中央値のどちらで示すべきかは、得られたデータの分布の状況から判断する必要があります。
　例えば、乳房部分切除術を受けた10人の患者での術後の血中肝機能酵素 AST（Aspartate transaminase）値を測定した結果、（表3）の通りになったとしましょう。

表3 乳房部分切除術を受けた10人の患者における血中肝機能酵素
AST (Aspartate transaminase) 値

患者	AST 値 (IU/L)	患者	AST 値 (IU/L)
1	18	6	34
2	24	7	36
3	27	8	41
4	30	9	42
5	32	10	46

平均は、つぎの式の通り、10人のAST値の合計を人数10で割って求めれ
ばよいので、33 IU/L となります。

$$平均 = \frac{18 + 24 + 27 + \cdots\cdots + 41 + 42 + 46}{10} = 33$$

一方、中央値は、血中AST値の小さい方から並べ、10人の中央、すなわち
5人目と6人目の値（32と34）の平均である33となります。これらをまとめ
るとつぎの通りになります。

平均： 33 IU/L
中央値：33 IU/L

このようにこの例では、平均と中央値は同じ値のため、これらのどちらを使
用すべきは不明瞭です。

では、もう1つの例として、広汎子宮全摘術を受けた10人の患者での術後
の血中AST値が 表4 （次ページ）で示された通りだったとしましょう。

患者	AST 値 (IU/L)	患者	AST 値 (IU/L)
1	20	6	33
2	22	7	36
3	28	8	38
4	32	9	40
5	33	10	984

表4 広汎子宮全摘術を受けた10人の患者における血中肝機能酵素 AST (Aspartate transaminase) 値

この研究での平均と中央値はつぎの通りになります。

平均　：127 IU/L（計算上は 126.6 IU/L）

中央値：　33 IU/L

この例を見ればわかるように、平均と中央値に大きな差があります。AST 値の正常値は普通 40 IU/L 以下とされていますが、表4 を見れば、10 人中 9 人では AST 値は正常範囲内で、残りの 1 人のみで異常高値となっていることがわかります。

では、この 10 人での "代表的な" 値は、平均と中央値のどちらを用いるべきでしょうか？　もし、これらの 10 人で代表値を平均の 127 IU/L で示した場合、平均が正常値（＜40 IU/L 以下）より高いため、術後には中等度あるいは高度の肝機能障害を起こすのが普通、と誤解されてしまう危険性があります。しかし実際には 1 人が例外で、ほかの 9 人は肝機能障害を起こしているわけではありません。

このように、一部に極端な値が含まれているデータの代表値を平均で示すと、臨床的にあまり役に立たない情報を提供してしまっていることになります。一方、中央値の 33 IU/L で示すと、術後の肝機能障害は "普通" 起こらないという、より適切な情報を示しているといえます。

　これらのことから、代表値として平均と中央値のどちらで示すべきかは、データに偏りがあるかどうかで判断し、データの分布が偏っていない場合には平均で、そしてデータの分布が偏っている場合には中央値で示すべきことになります。

> 代表値は、データ分布に偏りがなければ平均で、
> 分布に偏りがあれば中央値で示そう！

グループ間で適切な代表値の示し方が違う場合

　対象者をグループ区分し、各グループでのデータの代表値を示す場合、それらのグループ間で代表値の適切な示し方に違いが出ることがあります。例えば、婦人科手術を受けた40人の患者を2グループに区分し、それらのグループでの術後の血中AST値の平均と中央値がつぎのようになったとしましょう。

グループ	A	B
平均：	35 IU/L	128 IU/L
中央値：	34 IU/L	33 IU/L

　これを見れば、グループAでの血中AST値は、平均と中央値が同じような値のため、平均で示してよいのですが、グループBでは平均と中央値に大きな違いがあるので、中央値で示すべきであることになります。そのため、結果の文章はつぎのようになるはずです。

"血中 AST 値は、グループＡでは平均で 35 IU/L、グループＢでは中央値で 33 IU/L であった。"

しかし、1 つのグループで平均、もう 1 つのグループで中央値を示すと読みにくくなってしまいます。そのため、グループ間で比較をする研究などで、各グループで示すべき代表値が違う場合には、つぎのように両方とも中央値で示すとスッキリします。

"血中 AST 値の中央値は、グループＡで 34 IU/L、グループＢで 33 IU/L であった。"

グループ間での代表値の示し方を統一するために、データに偏りがないグループで平均の代わりに中央値で示しても、統計学的にほとんど問題ありません。なぜなら、つぎのことが言えるからです。

データ分布に偏りがない場合には、
平均と中央値はほぼ同じ値となる！

代表値のグラフでの示し方

連続データの代表値をグラフで示すことができます。最も簡単でわかりやすいグラフは、棒グラフです。

例えば 図1 は、東京における一日の最高気温（日最高気温と呼びます）の月別の平均を示した棒グラフです。このグラフを見れば、各月の最高気温がどのように変化しているのかが瞬時にわかります。

図1 は気温という連続データに関するグラフですが、棒柱間の隙間を空けて表示する必要があります。なぜなら、これらの棒柱が示す値は各月の気温のデータを示しているのではなく、記述統計を用いて求めた代表値（例えば1月の日最高気温の平均は10℃）を示しているからです。またX軸の各月を示す1〜12は、連続データではなく、分類データのため、棒柱間に隙間を空けておく必要があります。

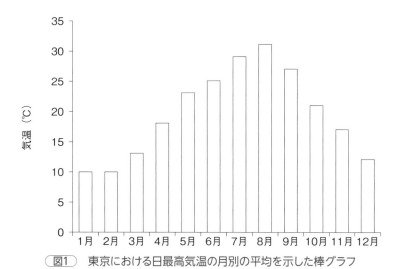

図1 東京における日最高気温の月別の平均を示した棒グラフ

代表値を示すグラフは、図2のように、図1の各棒柱の上辺の真ん中を線でつなげていくことができます。そして、図3のように、棒柱を省略して、折れ線グラフとして示すことも可能です。

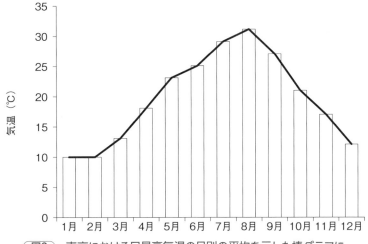

図2　東京における日最高気温の月別の平均を示した棒グラフに折れ線を追加したグラフ

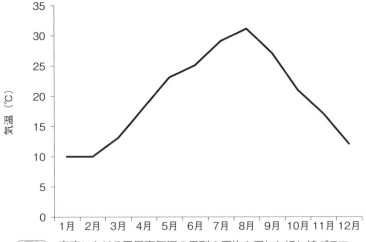

図3　東京における日最高気温の月別の平均を示した折れ線グラフ

　代表値を折れ線グラフで示す方法は、複数の項目について示す場合に、とくに有用です。例えば 図4 は、日本の東京、オーストラリアのシドニー、そしてイギリスのロンドンにおける日最高気温の月別の平均を棒グラフで示し、 図5 はそれらを折れ線グラフで示したものです。

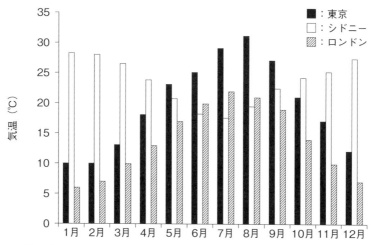

図4 　東京、シドニー、ロンドンにおける日最高気温の月別の平均を示した棒グラフ

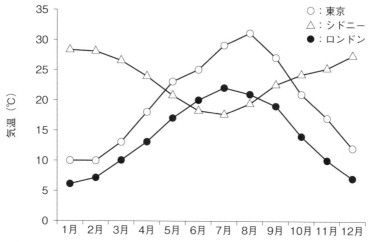

図5 　東京、シドニー、ロンドンにおける日最高気温の月別の平均を示した折れ線グラフ

これら2つのグラフを見れば、明らかに折れ線グラフの方が見やすくなっています。そのため、棒グラフと折れ線グラフを作成してみて、見やすい方を使うようにするとよいでしょう。

　折れ線グラフは、東京、シドニー、ロンドンの3地域を区別しやすいように、東京（○）、シドニー（△）、ロンドン（●）などのように、各月の値を示す記号を変えて示すと、よりわかりやすくなります。あるいは折れ線グラフの線を、直線、破線、点線のように変えて示したり、別の色で示したりする方法も効果的です。

　複数の項目についてのグラフを示すときの注意点として、各項目を○や●のように変えて示すとともに、線の種類も変えたり色を変えたりしないようにすることです。 図6 はよくない例ですが、3地域における平均気温を○や●のように記号を変え、同時に線の種類や色まで変えています。

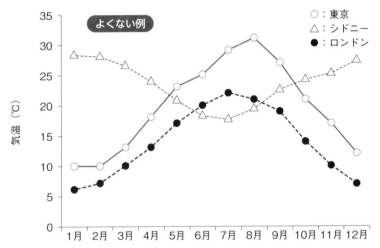

図6　東京、シドニー、ロンドンにおける日最高気温の月別の平均を示した折れ線グラフ（不適切な表示法）

この章のまとめ

○ 代表値は、連続データへの記述統計の1つである。

○ 代表値は主に平均と中央値がある。

○ 代表値は、データ分布が偏っていない場合には平均で、
分布に偏りがあれば中央値で示す。

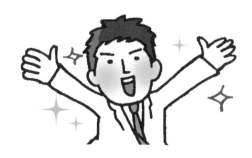

練習問題

糖尿病外来に来た 20 人の患者の空腹時血糖値を測定したところ、表の通りになりました。

このデータの代表値は平均と中央値のどちらで示すべきですか？

対象者 20 人の空腹時血糖値 (mg/dL)
(値の小さい順に並べてあります。)

56	96	114	126
62	98	116	142
68	104	118	146
82	106	122	260
92	110	124	310

答え

問題1 中央値

代表値は、連続データの分布に偏りがなければ平均、偏りがあれば中央値で示すべきとされています。このデータを見ると、20人中の2人で、血糖値が260mg/dLや310mg/dLと、ほかの人たちの値に比べて極端に高くなっているため、データに偏りがある、と判断できます。そのため、中央値で示すのがよいことになります。

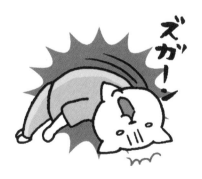

7章 分布の示し方

分布を示す数値

　これまで連続データの集計の仕方と、代表値の求め方や示し方について確認してきました。

　ヒストグラムは連続データの分布状況をわかりやすく示しますが、身長、体重、BMI、血圧、血糖値、血中ヘモグロビン値など、さまざまな項目に関するデータを収集した場合には、すべてのデータをグラフにすると膨大なページを占め、それらを読み取るのに時間がかかってしまいます。そのため、分布を数値で示す方法があります。

　分布を示す主な方法として、**範囲（最小値、最大値）、標準偏差、四分位範囲**（☞ 100 ページ）などがあります 表1 。

表1 　連続データの分布を数値で示す例

範囲（最小値、最大値）
標準偏差
四分位範囲

範囲

　分布を示す最も単純な方法は**範囲**です。範囲は、例えば「対象者 100 人での体重は 38 kg から 107 kg であった。」というように、データの**最小値**と**最大値**で示します。そのため、得られたデータのすべてがこの範囲内に分布している

ことになります。

　範囲はデータ分布を示す最も簡単な方法ですが、データがどのように分布しているかは示すことができません。例えば　図1　の2つのグラフは両方とも同じ範囲（38kg ～ 107kg）ですが、分布の"山の形"に違いがあります。そのため、より有効に"山の形"を示すほかの指標が必要となります。

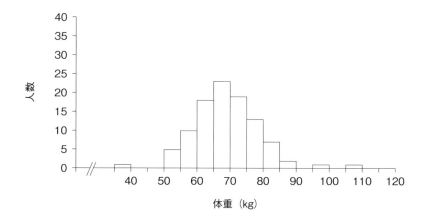

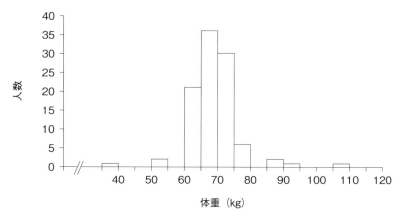

　図1　同じ範囲で違う分布の体重のヒストグラム

標準偏差

　まず、連続データの分布を示す最も有用な指標は**標準偏差**だ、と丸暗記してしまいましょう。そして、標準偏差は、連続データのある"便利な特徴"を用いて求める値になります。

　では、その"便利な特徴"とは何でしょうか？　それは、連続データ分布に偏りがない場合、分布は平均を中心に左右対称の山型になる、という特徴です。

　例えば 図2 は、A高校の男子高校生100人の安静時の収縮期血圧を示したヒストグラムです。

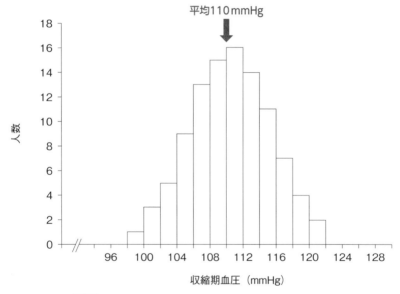

図2　A高校の男子学生100人の安静時収縮期血圧

　まず、復習になりますが、このヒストグラムを見れば、分布に偏りがないと判断してよさそうなので、この分布の代表値は平均で示すのがよいことがわかります。そして平均を計算すると110mmHgとなりました。

　つぎに、グラフを見るとその平均の収縮期血圧（110mmHg）であった学生の数が最も多いことがわかります。そして、血圧が平均よりも高くなるにつれ、あるいは低くなるにつれて人数が減っていき、平均を中心としてほぼ左右対称の分布になっています。このように、分布に偏りがない場合には、平均を中心に左右対称の山型のグラフになることが確認できました。

> 偏りのない連続データの分布は、平均を中心に
> 左右対称の山型になる！

　さて、グラフが左右対称の山型になるといっても、いろいろな形があります。例えば、 図3 （次ページ）は、3つの高校での男子学生100人の身長のヒストグラムを示しています。これらを見れば、"山の中心"である平均はどれも同じ170cmになっています。しかし、山の形が違う、すなわち分布の仕方がまったく違っています。

　 図3 の3つのグラフでは、高校Aは高校Bに比べ、そして高校Bは高校Cに比べ、山の幅が狭くなっています。別のいい方をすれば、高校Aは高校Bに比べ、そして高校Bは高校Cに比べて、得られたデータが平均により近くに集中している、すなわちデータのばらつきがより小さくなっています。

　もし、これらのデータのばらつきの程度を何らかの数値で示すことができれば便利ですが、それを示すことが可能です。その主な方法が**標準偏差**です。

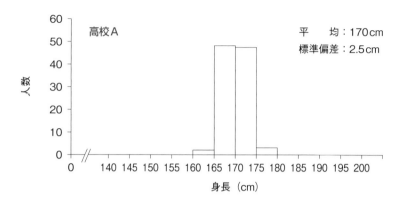

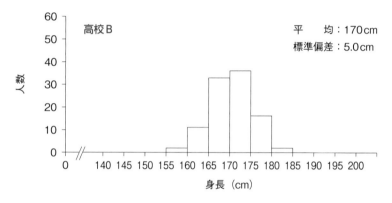

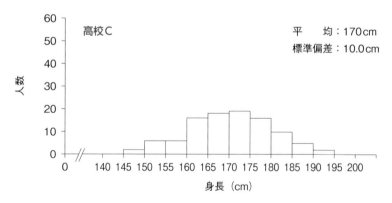

（図3） 3つの高校の男子学生100人の身長

例えば、図3 に示された３つのデータから平均と標準偏差を求めるとつぎのようになります。

	平均（cm）	標準偏差（cm）
高校 A	170	2.5
高校 B	170	5.0
高校 C	170	10.0

　このように、平均はどの研究でも同じで、標準偏差の値が違います。これらのグラフの"山の裾野"の形と標準偏差を見れば、標準偏差が大きいほど、"山の裾野"が広がっている、すなわち、データのばらつきが大きいことがわかります。

　標準偏差の値は、各観測値が平均からどのぐらい離れているか、すなわち距離を求め、それらの距離を集計したものを基に求めています。そのため、データのばらつきが大きいほど、標準偏差の値も大きくなります。

　そして、標準偏差から、得られたデータがどのぐらいの値からどのぐらいまでに分布しているかも知ることが可能です（具体的な計算法はコラムを参照して下さい☞ 94 ページ）。

> 標準偏差は、連続データのばらつきの大きさを示す！

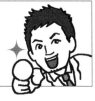

標準偏差のグラフでの示し方

　平均のグラフの示し方を確認しました（☞ 79 ページ）が、平均とともに標準偏差もグラフで示すことが可能です。（図4）はその例で、ある高校2年生の身長を男女別に棒グラフで示しています。まず、棒柱の高さは男子と女子の平均身長を示しています。そして、これらの平均を示す棒柱の上辺から上下に伸びた線がありますが、これら上下線の各線の長さが標準偏差の値になります。そしてこれらの線は "**エラーバー**" と呼ばれています。

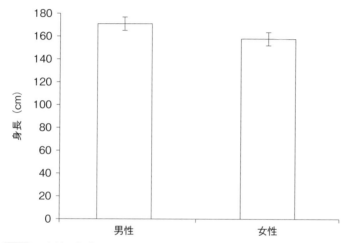

　（図4）　高校2年生の男子100人、女子100人の身長（平均と標準偏差）

　平均の上下に伸びているエラーバーは同じ長さなので、複数の項目について示す場合には、（図5）や（図6）のように、上か下のどちらかの線を省略することも可能です。

　（図6）は（図5）と同じデータを示していますが、（図6）の丸印は、（図5）の棒柱の高さと同じく平均を示しています。（図5）と（図6）のどちらで示すべきかは、見てわかりやすい方を選択します。この場合には（図6）の方がわかりやすいですね？

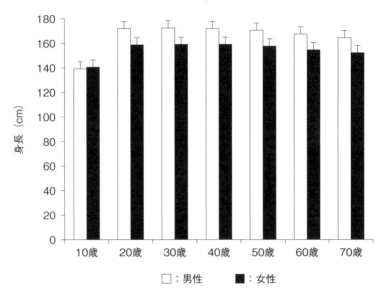

図5　10歳〜70歳の男性と女性の身長
　　　（平均と標準偏差）

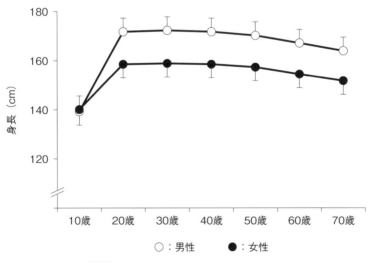

図6　10歳〜70歳の男性と女性の身長
　　　（平均と標準偏差）

標準偏差のとっても"便利"な利用法

標準偏差は連続データのばらつきの程度を示すことを確認しました。そして、標準偏差は、各人から得た値と平均との距離を基に計算することも確認しました。そのため、この距離が長ければ長いほど、平均から離れた値となるため、分布のばらつきも大きくなっていきます。

さて、ここで標準偏差の"便利"な利用法があります。それは、平均と標準偏差から、得られたデータが、おおよそどのぐらいの値からどのぐらいの値まで分布するかを、簡単な計算で求めることができることです。

その簡単な計算式はつぎの2つです。

平均－2×標準偏差

平均＋2×標準偏差

これらの式に、平均と標準偏差の値を入れると、2つの値が出てくるはずです。そして、これらの2つの値は、得られたデータがどのぐらいからどのぐらいの値の間にあるかを知ることができるようになります。

例えば、ある高校の男子学生100人の身長を測定し、その平均が170cm、標準偏差が10cmであったとしましょう。これらの値を上の計算式に当てはめると、つぎのようになります。

$170 - 2 \times 10 = 150$ (cm)

$170 + 2 \times 10 = 190$ (cm)

この簡単な計算から、調査した高校の男子高校生100人の身長は、おおよそ150cmから190cmぐらいであったことがわかります。 図7 は実際に得られたデータのヒストグラムです。そして、そこに上の式で求めた150cm

から190cmまでを赤い帯で示しています。これを見れば、確かに平均と標準偏差で求めた2つの値の間に、データ分布のおおよその範囲、もう少し具体的には分布の中央部の約95%が含まれていることがわかりますね？

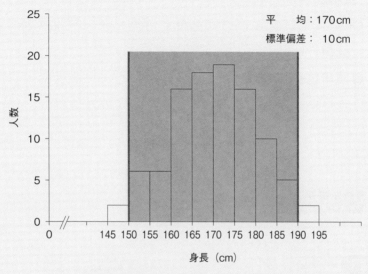

図7 ある高校の男子学生100人の身長のヒストグラムに平均と標準偏差を用いて計算した値を重ねた図

このように、平均と標準偏差だけから連続データのおおまかな分布を計算できるので、この機会にこれらの式をしっかり覚えてしまいましょう！

連続データの分布に偏りがない場合、データの約95%は、"平均−2×標準偏差"から、"平均＋2×標準偏差"に分布する！

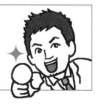

この章のまとめ

○ 分布を示す主な方法として、範囲（最小値、最大値）、標準偏差、四分位範囲などがある。

○ 偏りのない連続データの分布は、平均を中心に左右対称の山型になる。

○ 標準偏差は、連続データのばらつきの大きさを示す。

練習問題

問題1

標準偏差について正しいのはどれですか?

　a. 標準偏差が大きいほどデータの偏りが大きくなる。

　b. 標準偏差が大きいほどデータのばらつきが大きくなる。

　c. 標準偏差が大きいほど平均と中央値の差が大きくなる。

　d. 標準偏差が大きいほど平均の信頼度が高くなる。

答え

問題1 b

　標準偏差は連続データのばらつきの大きさを示し、標準偏差が大きくなるほどデータのばらつきも大きくなります。

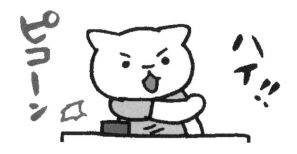

8章 標準偏差が不適切な データ

分布に偏りがあるデータ

　7章で、標準偏差は連続データの分布を示す指標であることを確認しました。しかし、標準偏差の使用が不適切な場合があります。それは、データに偏りがある場合です。

　データに偏りがある場合には代表値を平均で示すのは不適切で、中央値で示すべきことを確認しました（もし忘れていれば…☞74ページ）。そして標準偏差は、各観測値と平均との距離を基に求めています（☞88ページ）から、平均が不適切な場合には標準偏差を求めてもデータのばらつきの程度を示すことができません。そのため、データ分布に偏りがある場合には、標準偏差の使用も不適切となります。

　例えば、耳鼻科手術の1つである鼓室形成術を全身麻酔下に受けた成人20人での手術開始2時間での尿量を測定したとしましょう。そしてその結果が 表1 のようになったとしましょう。

　この結果を見れば、データに偏りがあることがわかります。仮にこれらのデータで平均と標準偏差を求めると、つぎのようになります。

平均：　　　344 mL

標準偏差：594 mL

<u>表1</u>　鼓室形成術を受けた成人20人における手術開始2時間の尿量（mL）
（尿量の少ない順）

対象者	尿量（mL）	対象者	尿量（mL）
1	4	11	86
2	10	12	160
3	20	13	180
4	32	14	220
5	40	15	320
6	56	16	380
7	64	17	440
8	70	18	640
9	74	19	1800
10	80	20	2200

　これらの値から、**7章**の**コラム**の計算式を使って、データ分布のおおよその範囲を求めてみましょう。

$$平均 - 2 \times 標準偏差 = 344 - 2 \times 594 = -844　（mL）$$
$$平均 + 2 \times 標準偏差 = 344 + 2 \times 594 = 1532　（mL）$$

　これらを見ると、計算した小さい方の値が-844mLとなっています。当然ながら、尿量がマイナスの値になることはありえません！　そのため、平均と標準偏差から求めた値は役に立たないことが明らかです。

連続データの分布に偏りがある場合には、
標準偏差を使用してはならない！

四分位範囲

　では、連続データの分布に偏りがある、すなわち平均を中心とした左右対称の山型になっていない場合のばらつきをどのように示すべきでしょうか？

　データ分布に偏りがある場合には、代表値は中央値で示すべきことを確認しました（☞ 77 ページ）。中央値は得られた観測値を大きさの順に並べ、その順位の中央の観測値ですから、（表1）の例では、10 番目と 11 番目の人での尿量（80 mL と 86 mL）の平均の 83 mL となります。

　そして偏りがある場合のデータのばらつきも、中央値と同様に順位に基づいて求めます。順位を用いたデータのばらつきを示す 1 つの指標が**範囲**です。範囲は最小値と最大値で示すことを確認しましたが、これは順位順に並べたデータの最初と最後の値になります。（表1）の例では、範囲は 4 〜 2200 mL となります。

　データのばらつきを示すもう 1 つの指標が**四分位範囲**です。四分位範囲は、得られたデータを順位順に並べ、その中央部 50 ％のデータ範囲を示したものです。

　ではなぜ " 四分位 " と呼ばれているでしょうか？　それは、得られたデータを順位に並べ、その順位の最初から最後までを四分、すなわち 4 分割して示す指標だからです。そして四分位範囲は、その小さい方の 4 分の 1 の順位と、大きい方の 4 分の 1 の順位を除いた中央部の残りの 2 つの 4 分の 1 の順位部分、すなわち中央部 50 ％の範囲を示します。

　例えば、（表1）の値を小さい値から大きい値に並べて示したのが、（図1）です。四分位範囲は、この 20 人のデータで、小さい方の 4 分の 1 の順位である 1 〜 5 番目と、大きい方の 4 分の 1 の順位 16 〜 20 番目を除いた中央部 50 ％の順位の範囲 6 〜 15 番目の値、56 mL から 320 mL になります。

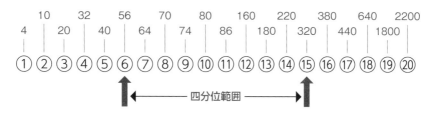

図1 鼓室形成術を受けた成人20人における手術開始2時間の尿量（mL）
（尿量の少ない順）

さてここで、**パーセンタイル**という単語をついでに覚えておきましょう。パーセンタイルとは、データを大きさの順に並べ、小さい方から数えてあるパーセント（%）に位置する値のことです。例えば100人でのデータの場合、25パーセンタイルは小さい値の順から25番目になる人の値になります。同じように、200人での25パーセンタイルは、"200 × 0.25 = 50"なので、小さい値の順から50番目になる人、120人での25パーセンタイルは"120 × 0.25 = 30"なので、小さい値の順から30番目になる人の値になります。

> 四分位範囲は、得られたデータを順位に並べ、その中央部の50%の順位の範囲を示している！

例えば、相撲部が有名なA大学の男子学生100人の体重を次ページ **図2** にヒストグラムとして示しています。重い体重の相撲部の部員が含まれていることもあり、データ分布は2つの山、すなわち2峰性になっています。その100人の体重を軽い方から順位順に並べて示したのが **表2**（☞ 103ページ）です。

四分位範囲を求めるには、この順位を用いて、26 ～ 75パーセンタイル、すなわち体重が軽い方から26番目と75番目に該当するので、それらの学生の体重を確認します。

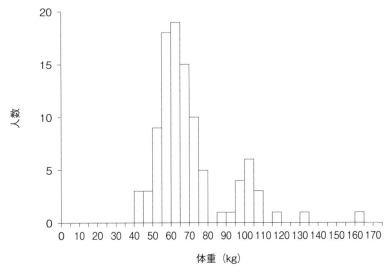

図2 相撲部が有名なA大学の男子学生100人の体重

表2 で26番目の学生の体重は58kg、75番目の学生の体重は73kgなので、四分位範囲は58kgから73kgになります。

また、復習で中央値を求めてみましょう。中央値は50番目と51番目の学生の体重の平均である64kgとなります。

これらのことから、四分位範囲は、0〜25パーセンタイルと76〜100パーセンタイルを除いた、26〜75パーセンタイルの値を示します。

102 　　　　8章　標準偏差が不適切なデータ

表2 相撲部が有名なA大学の男子学生100人の体重

順位	体重	順位	体重	順位	体重	順位	体重
1	42	26	58	51	64	76	74
2	43	27	58	52	64	77	74
3	44	28	58	53	65	78	75
4	47	29	58	54	65	79	75
5	48	30	59	55	65	80	78
6	49	31	59	56	66	81	79
7	50	32	59	57	66	82	87
8	51	33	59	58	66	83	89
9	51	34	60	59	67	84	94
10	52	35	60	60	67	85	96
11	52	36	60	61	67	86	98
12	53	37	60	62	67	87	98
13	53	38	60	63	68	88	99
14	54	39	61	64	68	89	100
15	54	40	61	65	68	90	101
16	55	41	61	66	69	91	101
17	55	42	62	67	69	92	102
18	55	43	62	68	70	93	103
19	56	44	62	69	70	94	104
20	56	45	62	70	71	95	106
21	56	46	63	71	71	96	108
22	57	47	63	72	72	97	109
23	57	48	63	73	72	98	119
24	57	49	64	74	73	99	132
25	58	50	64	75	73	100	160

（図3）は、（図2）のヒストグラムに四分位範囲を重ねて示したものです。赤で示された範囲が四分位範囲で、中央部の 50 パーセンタイルの学生の体重になります。これを見ると、100 人中の真ん中の 50 人の体重は、"意外と"狭い範囲に収まっていることがわかります。

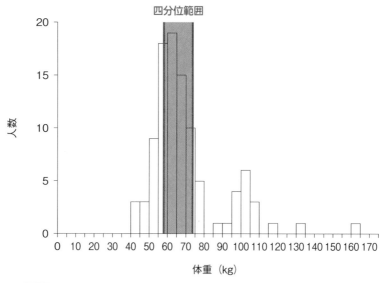

図3 　相撲部が有名なＡ大学の男子学生 100 人の体重と四分位範囲

連続データの分布に偏りがある場合には、
データのばらつきは四分位範囲で示そう！

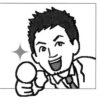

偏りのある連続データを示すグラフ

　データ分布に偏りがある連続データのばらつきを示すグラフを中央値と四分位範囲で示すことが可能です。(図4)は、(図2)や(表2)の相撲部が有名なA大学の男子学生100人の体重をグラフで示したものになります。このようなグラフは、その形状から**箱ひげグラフ**と呼ばれています。グラフの四角い"箱"の上下の値が四分位範囲、そして箱の中央に入っている線が中央値になります。

　箱の上下に伸びた線があります。じつはこれらの線の端から端までの長さに統一された定義はありません。いくつかの定義がありますが、代表的な方法は、2.5パーセンタイルから97.5パーセンタイルを示します。

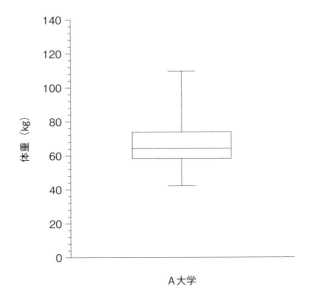

(図4)　相撲部が有名なA大学の男子学生100人の体重
　　　　（箱ひげグラフ）

この章のまとめ

- ⭕ 連続データの分布に偏りがある場合、ばらつきの指標として標準偏差は不適切である。
- ⭕ 連続データの分布に偏りがある場合には、データのばらつきは四分位範囲で示す。
- ⭕ 中央値と四分位範囲のグラフは箱ひげグラフと呼ばれる。

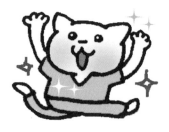

練習問題

問題1

　救急救命センターにおいて、気管挿管が施行された 20 人での気管挿管に要する時間を測定したところ、つぎの通りでした。データの代表値とばらつきを示す適切な指標をそれぞれ選んで下さい。

気管挿管に要した時間 (秒)
(値の小さい順に並べてあります。)

9	14	17	22
10	14	18	23
11	16	19	24
13	16	20	68
13	16	20	126

a. 平均

b. 中央値

c. 標準偏差

d. 四分位範囲

答え

問題1 bとd

　20人での気管挿管に要した時間は、1番目から18番目ではデータに偏りがないようですが、19番目と20番目が68秒と126秒と、ほかの値と大きく違っています。そのため、データは偏っていると判断し、代表値として中央値、ばらつきは四分位範囲で示すのが適切となります。

気管挿管に要した時間 (秒)
（値の小さい順に並べてあります。）

9	14	17	22
10	14	18	23
11	16	19	24
13	16	20	68
13	16	20	126

他と大きく違っている

9章 分布の偏りの確認

分布の偏りの有無の確認法

　7章と8章で、データのばらつきの程度は、データに偏りがない場合には標準偏差を用い、データに偏りがある場合には四分位範囲を用いるのがよいことを確認しました。

　これまで、データ分布に偏りがある場合とない場合とで、記述統計法の使い分けをすべきことを何度か確認してきました。この章では、どのように分布の偏りの有無の確認するのかについてみていきましょう！

　この章は、得られた連続データに偏りがあるかないかの確認法なので、実際に研究をしてデータを得てから読んでも大丈夫です。退屈するようであれば、飛ばして次章に進んでもらっても支障ありません。

1. ヒストグラムで確認

　連続データの分布に偏りがあるかないかは、ヒストグラムを作成することで大まかに判定できます。そして、次ページの（図1）のように、平均を中心に左右対称になっていれば、分布に偏りがないと判定できます。一方、（図2）のように、左右対称の山型になっていなければ、データに偏りがある可能性が高いと判定します（☞88 〜 89ページ）。

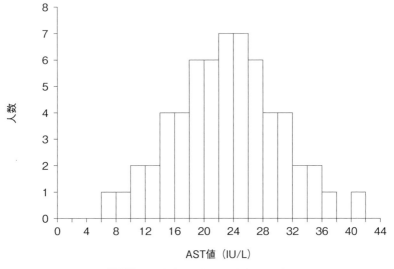

図1　大学生60人の肝酵素AST値

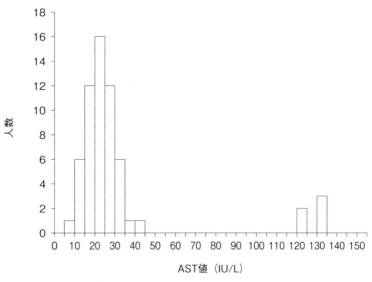

図2　B型肝炎を有する60人のAST値

2. 平均と中央値の比較

　連続データの分布に偏りがあるかないかは、得られたデータの平均と中央値からも大まかに判定できます。**第6章**で、分布に偏りがなければ、平均と中央値はほぼ同じ値になり、分布に偏りがある場合、平均と中央値に大きな差があることを確認しました。そのため、得られたデータの平均と中央値を計算し、これらの値が大きく違っていれば、データに偏りがある可能性が高いと判定します。

3. 平均と標準偏差による確認

　得られたデータの分布に偏りがあるかないかは、平均と標準偏差からも確認できます。**7章**の**コラム**で、平均と標準偏差からデータのおおまかな分布を、つぎの2つの式で計算できることを確認しました。

$$平均 - 2 \times 標準偏差$$
$$平均 + 2 \times 標準偏差$$

　これらの式に平均と標準偏差の値を入れ、それら2つの値を、得られたデータの範囲、すなわち最小値と最大値を、上の式で求めた値と比較します。そして、これらが同じような値であればデータに偏りがない、違っているとデータが偏っている、と判定します。

　[図1]のデータの平均を求めると 22.6 IU/L、標準偏差は 7.1 IU/L となります。これらを上の式に入れてみましょう。

$$平均 - 2 \times 標準偏差 = 22.6 - 2 \times 7.1 = 8.4$$
$$平均 + 2 \times 標準偏差 = 22.6 + 2 \times 7.1 = 36.8$$

(図1)のヒストグラムの分布を見れば、データのほぼ全体が、計算した2の値の間（8.4 〜 36.8 IU/L）に分布していることがわかります。そのため、このデータの分布には偏りがないと判定できます。

　　一方、(図2)のヒストグラムを見れば、分布は明らかに偏っています。このようなデータには平均と標準偏差は不適切なことは確認しましたが、仮に求めると、平均 31.2 IU/L、標準偏差 30.4 IU/L となります。それらの値を2つの計算式の結果を求めるとつぎのようになります。

$$平均 - 2 \times 標準偏差 = 31.2 - 2 \times 30.4 = -29.6$$
$$平均 + 2 \times 標準偏差 = 31.2 + 2 \times 30.4 = 92$$

　　このように、大きい方の値（92 IU/L）は、(図2)のヒストグラムの山（5 〜 45 IU/L）からずれてしまっています。また、小さい値はマイナス値となっていて、AST 値としてあり得ない値となっています。そのため、データ分布には偏りがある、と判定できます。

　　このように、平均と標準偏差から求めた2つの値と範囲（すなわち最小値と最大値）が大きく違っていると、分布に偏りがある、と判定します。

4. 正規性の確認

　　連続データに偏りがあるかないかを正式に調べるには、**正規性の検定**という検定法を選択して確認します。正規性の検定ができる統計ソフトを用いて、得られたデータに、"正規性"のありなしを確認します。そして、正規性がありなしの解釈はつぎの通りになります。

正規性あり　→　データ分布に偏りなし
正規性なし　→　データ分布に偏りあり

　これまで、連続データの分布に偏りがあるかないかを確認する4つの方法について確認してきました。これらの4つの方法すべてをいつも使う必要はないかもしれませんが、少なくとも1番目から3番目の方法は簡単なので、練習のためにもこれらの方法で確認するようにしましょう。そして、4番目の正規性の検定は、推計統計を用いるときには、ぜひ使うようにしましょう！

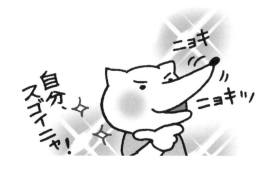

この章のまとめ

- 連続データの分布に偏りがあるかないか、の確認法はいくつかある。

- ヒストグラムを作成し、平均を中心に左右対称の形なら、データに偏りがない、左右対称でなければデータに偏りがある、と判定する。

- 得られたデータの平均と中央値が同じぐらいであれば、データに偏りがない、違いがあればデータに偏りがある可能性が高い、と判定する。

- （平均−2×標準偏差）と（平均+2×標準偏差）の値が、最小値および最大値と同じぐらいであれば、データに偏りがない、違いが大きければデータに偏りがある、と判定する。

- 正規性の検定を用いて正式にデータ分布に偏りがあるかないか、を判定できる。

- 正規性の検定は推計統計を用いる場合には、使用すべきである。

練習問題

問題1

　婦人科手術を受けた 20 人の女性に手術終了 2 時間後の腹痛の程度を、10 cm の一直線を用いた視覚的評価スケール（Visual Analogue Scaling：VAS）で確認した結果、つぎの通りになりました。

手術終了 2 時間後の腹痛の程度
（視覚的評価スケール、cm）

0.8	2.0	6.4	7.8
1.2	3.0	6.8	8.2
1.4	3.2	6.9	8.8
1.6	3.4	7.0	9.0
1.8	6.2	7.4	9.2

平　　均：5.1
中 央 値：6.3
標準偏差：3.0

どちらが正しいでしょうか？
　　a. データに偏りがある
　　b. データに偏りがない

答え

問題1 a

　まず算出された平均と中央値に違いがあります。また、平均と標準偏差から、おおよその分布を算出すると、つぎの通りマイナス値や10を超えた値となっており、VAS値（0〜10）としてあり得ない値です。そのため、データに偏りがあると判定すべきです。

　　平均−2×標準偏差＝5.1−2×3.0＝−0.9
　　平均＋2×標準偏差＝5.1＋2×3.0＝11.1

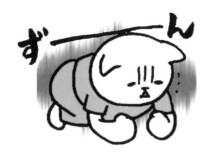

第4部

推計統計を
理解しよう！

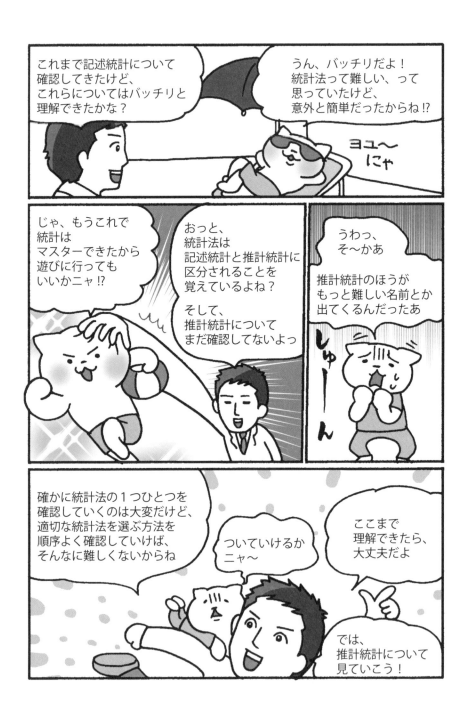

10章 推計統計の カテゴリー

検定と推定

　まず、いつものように推計統計に関して覚えることから確認しましょう。それは…、推計統計は**検定**と**推定**の2つに大きく区分される、です。

> 推計統計には検定と推定がある、
> と覚えよう！

　4章（☞ 46ページ）の研究をもう一度見てみましょう。

研究目的：

新しく開発された鎮痛薬Aは、現在使われている鎮痛薬Bに比べ、リウマチに罹患している人において副作用の発生頻度が低いかどうか、そして低ければ何パーセントぐらい低いか、を調査する。

　このような研究をする場合、対象となるすべての人を対象とするのはまれで、普通は一部の人を対象とすることを確認しました。そして、例えば対象となるすべての人から200人を選び、それらの人でつぎのような方法で研究をしたとします。

研究方法：

リウマチに罹患している 200 人を 2 グループにランダム化区分し、一方の 100 人に鎮痛薬Aを、他方の 100 人に鎮痛薬Bを投与して副作用の発生頻度を調査する。

その結果、副作用の発生頻度がつぎの通りとなったとします。

鎮痛薬A投与後：16％

鎮痛薬B投与後：22％

この結果を見れば、鎮痛薬Aは鎮痛薬Bに比べて副作用の発生頻度が 6 ％低くなっているため、「新薬Aは従来薬Bに比べ、よりよい」という期待通りの結果になっています。

しかし、**4 章**で確認したようにこれらの結果から「新薬Aは従来薬Bに比べて副作用の発生頻度は低く、そして 6 ％低い」と結論づけることはできません。なぜなら、仮にほかの 200 人で同じ研究をしたら、新薬Aと従来薬Bグループ間での副作用発生頻度に差がなかったり、逆に新薬Aグループの方が従来薬Bグループに比べて副作用の発生頻度が高くなったりするかもしれないからです。また、新薬Aによる副作用の発生頻度が従来薬Bに比べて低かったとしても、従来薬Bグループでの発生頻度との差が 6 ％になるとはかぎらず、4 ％とか 10 ％とかになるかもしれないからです。

ここで登場するのが推計統計です。推計統計により、一部の人を対象として研究して得た結果から、母集団における特徴、すなわち "本当に" 差があるのかどうか、そして差があるのであればどのぐらいの差なのか、などを推計することが可能となります。

推計統計には検定と推定に区分されることを確認しましたが、まず一部の人

から得られた結果で差があった場合に、"本当に"差があるのかどうか、すなわち母集団でも差があるかどうかを推計するのが検定になります。

しかし、検定では、どのぐらいの差があるかは知ることはできません。そのため、差の程度を知るには、推計統計のもう1つである推定を用いる必要があります。

検定は、比較した項目に関して"本当に"差があるかないかを、そして推定は差の程度はどのぐらいかを推計する！

検定か推定か？

検定と推定のどちらを選ぶかのポイントはつぎの通りです。

推計統計では、原則として検定と推定の両方を選択すべき、と覚えておこう！

医学系の研究では、これまで検定のみを用いている場合が多く、推定はあまり使われてきませんでした。しかし今では、「推定の結果も示す必要がある」、さらには「推定のみを用いるべきだ」とまで考えられるようになってきています。そのため、検定のみならず、推定も必要だ、と覚えておきましょう。

では、つぎの章から検定と推定についてより具体的に確認していきましょう！

この章のまとめ

- ○ 推計統計には検定と推定がある。
- ○ 推計統計では、原則として検定と推定の両方を用いるべきである。

練習問題

問題1

糖尿病に罹患している 300 人の成人男子を 2 グループにランダム化区分し、一方のグループで薬 A、他方のグループで薬 B を投与しました。そして、投与前後の血糖値の差を 2 つのグループで比較しました。

血糖値を低下させる効果が、これら 2 つの薬の間でどのぐらい違うかを推測するには、次のどの統計を用いるべきでしょうか？

　　a. 検定
　　b. 推定

答え

問題1 b

　一部の人を対象とした研究結果から、研究の対象となり得るすべての人の集団、すなわち母集団での効果を推測するには推計統計を用います。そして、比較した項目に関して"本当に"差があるかないかは検定を、差の程度がどのぐらいかは推定を用います。

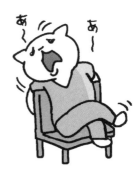

11章 検定

帰無仮説を用いた検定

10章で、一部の人を対象として研究の結果で得られた差が、" 本当に " 差があるのかどうか、すなわち母集団においても差があるのかどうかを推計するために、検定を用いることを確認しました。

さて、検定は**仮説検定**とも呼ばれるので覚えておきましょう。なぜ仮説検定と呼ばれるのかというと、推計をするときに、仮説を立てて、その仮説が成り立つかどうかを判定するからです。

仮説を、「一部の対象者において得られた差が、母集団においても差が出る可能性が高いかどうか」とすればわかりやすいのですが、この仮説を統計学的に確認しようとすると極めて困難であることが判明しました。

しかし、1920 年代にフィッシャーという人が**帰無仮説**と呼ばれる仮説を立てて、その仮説を統計学的に解釈することに成功しました。

この " 帰無 " とは、" 差がないことにする " という意味です。そのため、帰無仮説とは、「" 差がない " という前提に立つ仮説」、という意味になります。例えば、新薬Aを 100 人で、そして従来薬Bをほかの 100 人で投与し、副作用の発生頻度を比較する研究では、「新薬Aと従来薬B投与後の副作用の発生頻度に差がない」という帰無仮説を立てることになります。

ここで、もしこの帰無仮説が正しい、すなわち新薬Aと従来薬B投与による副作用の発生頻度が同じである場合に、どういう結果になるか考えてみましょう。これらの 2 種類の薬の投与後の副作用の発生頻度に差がないのであれば、

発生頻度の差は理論的には0％になるはずです。

　さて、上の研究を仮に100回繰り返して行った、としましょう。すると、発生頻度の差の値が100個得られます。仮説が正しいとすると、理論的には、これらの100個とも0％となるはずです。しかし、実際には、副作用の発生頻度の差が0％ではなく、例えば2％や4％、あるいは－1％や－3％となったりすることがあるはずです。また、差が5％や10％になることがあるかもしれません。

　しかし、得られた差が30％や、40％になったりする可能性は低く、また差が80％や90％となることはないはずです。

　仮説検定は、「差がない」という帰無仮説が正しいとした場合、「一部の対象者から得られた差」がどのぐらいの頻度で起こり得るかを計算する方法です。そして、得られた差が大きかった場合、そのような大きな差が"偶然"に出る確率はほとんどないはずだ、と判断できます。そのため、もし得られた差が大きい場合、「比較したものに差がない」という帰無仮説の方が間違っているのではないか、すなわち、母集団でも本当は差がある可能性が高いのではないか、という結論を出します。

　検定（仮説検定）は、t検定、マン・ホイットニーU検定、一元配置分散分析などを含め、数多く存在しています　表1　（次ページ）。それらのうち、どの仮説検定を用いるかは、比較しているグループの数や、データ分布の偏りの有無などによって決めます。

（表1） 仮説検定法の例

符号検定（sign test）

t 検定（Student's t test）

マン・ホィットニー *U* 検定（Mann-Whitney U test）

一元配置分散分析（One way analysis of variance：ANOVA）

二元配置分散分析（Two way analysis of variance）

クラスカル・ウォリス検定（Kruskal-Wallis test）

ウィルコクソン符号付順位和検定（Wilcoxon signed rank sum test）

ウィルコクソンマッチドペア符号付順位和検定（Wilcoxon matched pairs signed rank test）

ステュアート・マックスウェル検定（Stuart-Maxwell test）

マクネマー検定（McNemar test）

カイ 2 乗検定（Chi squared test）

傾向性のカイ 2 乗検定（Chi squared test for trend）

フィッシャーの直接法（Fisher's exact test）

F 検定（F test）

バートレット検定（Bartlett's test）

相関比（correlation ratio）

回帰分析（regression analysis）

多変量解析（multivariate analysis）

P値

　仮説検定ではどの方法を用いても、結果はP値で示されます。例えば、論文などで研究の結果がつぎのように書かれているのを見たことがあるはずです。

　"…に関して、有意な差があった（P = 0.03）"

　P値の解釈としては、一般的につぎの通りになります。

> P値が0.05未満（P＜0.05）　→　"有意差あり"
>
> P値が0.05以上（P≧0.05）　→　"有意差なし"

　そして、"有意差あり"と"有意差なし"の解釈はつぎの通りになります。

> "有意差あり"　→　一部の対象者で差があった場合、母集団でも差がある可能性が高い。

> "有意差なし"　→　一部の対象者で差があったとしても、母集団でも差があるとは解釈できない。

　例えば、"救急搬送されてきた男性100人と女性100人の血糖値（平均156mg/dL 対 146mg/dL）"のデータに対して仮説検定を用いたところ、P≧0.05であったとしましょう。その場合の解釈として、対象者の男女間で平均10mg/dLの血糖値の差があったが、この結果からは、すべての人、すなわち救急搬送されてくる男女間での平均血糖値に差があるとはいえない、と結論づけることが可能となります。

この章のまとめ

- O 検定は仮説検定とも呼ばれる。

- O 仮説検定では、帰無仮説を立てる必要がある。

- O 検定は、帰無仮説を立て、その説に基づいて比較した項目の値に本当に差があるかどうかを推計する統計法である。

- O 検定の結果はP値で示される。

- O 一般的に、P値が0.05未満の場合には"有意差あり"、P値が0.05以上の場合には"有意差なし"と判定する。

- O "有意差あり"の場合には、比較した項目の値に本当に差がある可能性が高いと解釈する。

- O "有意差なし"の場合には、比較した項目の値に差がある可能性が高いとはいえない、と解釈する。

練習問題

問題1

　関節リウマチを有する40人を2グループにランダム化区分し、1グループで新たな鎮痛薬Aを、そしてもう一方のグループで、従来から使用されている鎮痛薬Bを投与して、1ヶ月後に、胃腸症状の有無を比較した。

　その結果、新薬Aを服用したグループでは20人中7人で、従来薬Bでは20人中12人で胃腸症状があった。胃腸症状があった頻度は、グループ間に有意な差がなかった（P = 0.07）。

① この結果は、つぎのどちらを用いたでしょうか？
　　a. 検定
　　b. 推定

② この統計結果の正しい解釈はどちらでしょうか？
　　a. 2つの薬の副作用発生頻度には差があるといえる。
　　b. 2つの薬の副作用発生頻度には差があるとはいえない。

答え

問題1 ① a

　統計結果が P 値で示されていますから、仮説検定（検定）が用いられた、と判断できます。

問題1 ② b

　仮説検定で"有意差なし"の結果が出た場合、"2つの薬の副作用には差があるとはいえない"と解釈します。

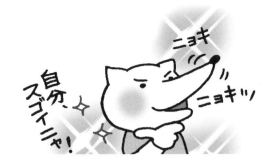

12章 検定法選択の準備

チェック項目

いよいよ適切な検定法を選択していきます。そのためには、得られたデータがどのようなものかをしっかりと判定しておく必要があります。そして、適切な検定法を選択するためには、つぎのような要点があります。

> 適切な検定法は、データの種類や比較
> グループ数などを基に選ぶ必要がある！

適切な検定法選択のために必要な主なチェック項目はつぎのようなものがあります。

　　　チェック項目 1. データの種類は？

　　　チェック項目 2. 比較グループ数は？

　　　チェック項目 3. 標本数は？

　　　チェック項目 4. 対応のあるデータか？

　　　チェック項目 5. 分布に偏りがあるか？

　　　チェック項目 6. 分布のばらつきは同程度か？

これらのチェック項目の多くは、すでに確認してきたことなので、むずかしくないはずです。ではこれらの項目を順番に確認していきましょう！

チェック項目1： データの種類は？

まず比較するデータが、連続データ、離散データ、名義データ、順序データのどの種類であるかを決めます。これについては**第1～3部**で確認したのでバッチリできますね!?

チェック項目2： 比較グループ数は？

どの種類のデータの場合にも、対象者をいくつかのグループに分けて比較研究をしたのかを確認します。普通、つぎの3つのカテゴリーに区分します。

> A．グループ区分をしていない比較（1グループ内比較）
> B．2グループ間の比較
> C．3グループあるいはそれ以上のグループ間の比較

それぞれの例はつぎの通りです。

A．グループ区分をしていない比較（1グループ内比較）

- 300人の対象者の各人で、新薬Aの投与前と投与後の血糖値を比較した。

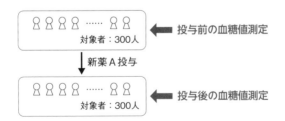

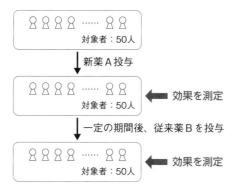

- 50人を対象に、各人で新薬Aと従来薬Bを違う時期に投与し、薬の効果を比較した。

B．2グループ間の比較

- 対象者200人を2グループに区分し、グループ1で新薬Aを、グループ2で従来薬Bを投与し、薬の効果についてグループ間の比較をした。

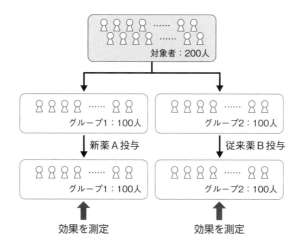

C．3グループあるいはそれ以上のグループ間の比較

- 60人の成人男性を3グループに区分し、グループ1で新薬A、グループ2で新薬B、グループ3で従来薬Cを投与し、薬効の比較をした。

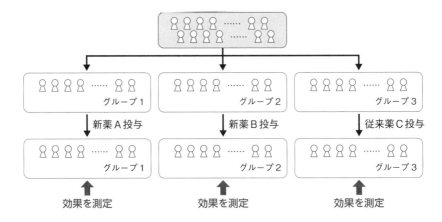

チェック項目3 ： 標本数は？

第3のチェック項目として、**標本数**を確認します。標本数についてはこれまで確認してこなかったので、ここで見ておきましょう。

4章で確認したように、多くの研究は、母集団の一部の人を選び出し、それらの人で身長や薬の効果などを調査します。そして、それらのある母集団の一部の人で調査した項目数が標本数となります。標本の数え方の例はつぎの通りです。

- 50歳代の女性500人において、血圧測定を1回した場合には、標本数は1つになります。

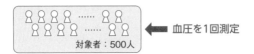

◉ 新たな血圧降下薬Aの効果を研究するために、各対象者で薬Aの投与前と
投与後に血圧を測定し、血圧の変化を研究した場合、"2回の測定値の差"
という1項目について調べたため、標本数は1つとなります。

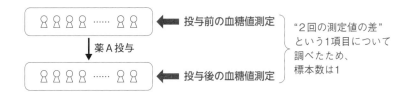

◉ 高血圧がある成人男性の頻度が、地域により差があるかどうかを研究する
ために、地域A、B、Cに住んでいる1,000人の成人男性で血圧測定を1回
した場合には、地域A、B、Cの3つの母集団から選択した1,000人のため、
標本数は3になります。

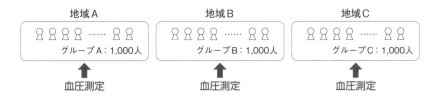

チェック項目4 ： 対応のあるデータか？

得られたデータが**対応のあるデータ（ペアデータ）**か**対応のないデータ（ノ
ンペアデータ）**かの判定をします。

データに"対応"があるかないか、についてもこれまで確認してきませんで
した。しかし、むずかしいことはありません。

"対応"は、その元の英語、"ペア"のほうがピンとくるかもしれません。す
なわち、比較するデータが"対応"されているかどうか、すなわち、比較する
データが"ペア"になっているかいないかの判定をすればよいだけになります。

対応のあるデータの代表例として、グループ区分をしていない場合、すなわち1グループ内比較（**対象者内比較**とも呼ばれます）をした場合です。例えば、対象者全員に新薬Aを投与し、投与前と投与後の血糖値を比較する研究の場合、これらの2時点で得られた血糖値はペアデータとして扱います。

　また2グループ、あるいはそれ以上のグループ間の比較の場合でも、あるグループの各対象者を、他グループの1人と"**対応**"させておけば、対応のあるデータとなります。

　一方、上のような対応がされていないデータは、対応のないデータと判定します。

チェック項目 5 ： 分布に偏りがあるか？

　連続データの場合、データに偏りがあるかないかをチェックします。これらは、**9章**で確認した方法で判定します。

チェック項目 6 ： 分布のばらつきは同程度か？

　連続データで分布に偏りがないと判定した場合、つぎに比較グループ間でデータのばらつきが同程度かどうかを確認します。このチェック項目は、グループ間でデータのばらつきが同程度かどうかの確認ですから、研究で2グループ間、あるいはそれ以上のグループ間での比較研究の場合に必要となります。

　この方法についてこれまで確認してきませんでしたが、これはコンピューターの統計ソフトで簡単に確認することができます。具体的には、統計ソフトにデータを入力したのち、2グループ間の比較では**F検定**、3グループあるいはそれ以上のグループ間の比較では**バートレット検定**を用いて、比較グループ間でデータのばらつきが同程度か違うかの判定をします。

　これらのチェック項目を基に、適切な検定法を選択しますが、検定法は数多く存在しているため、次章から主な検定法を確認していきます。

　ここでは、まず**チェック項目1**の"データの種類は？"の判定をしてください。そして、つぎのように読み進めてください（ただしこれらは実際に統計を用いようと思ってから読んでも問題ないので、飛ばしてもらっても大丈夫です！）。

連続データ　➡　13章

離散データ　➡　14章

名義データ　➡　15章

順序データ　➡　16章

　これらの章に進んだら、**チェック項目2〜6**を基に検定法を選択しましょう！

この章のまとめ

○ 適切な検定法は、データの種類や比較グループ数などを
　基に選ぶ必要がある。

練習問題

問題1

　点滴用の針AとBのどちらの挿入が容易かを比較する研究を行うことにしました。点滴処置が最低2回必要な入院患者200人を2グループにランダム化区分し、1グループで1回目の点滴を針A、2回目には針Bを挿入し、もう1つのグループでは1回目の点滴を針B、2回目には針Aを挿入することとし、挿入の容易さを、"容易"、"やや困難"、"困難"、のいずれかで判定することとしました。

① この研究で比較する項目（針の挿入の容易さ）は何データになりますか？
  - a. 連続データ
  - b. 離散データ
  - c. 名義データ
  - d. 順序データ

② この研究での比較グループ数はいくつですか？

答え

問題1① d

　針の挿入の容易さの判定である、"容易"、"やや困難"、"困難"は分類データになり、これら3つには容易から困難までの順序があるため、順序データと判定できます。

問題1② 2

　針AとBの2つの針の比較になるので、比較グループは2つと判断します。

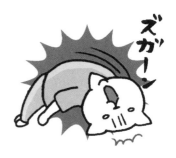

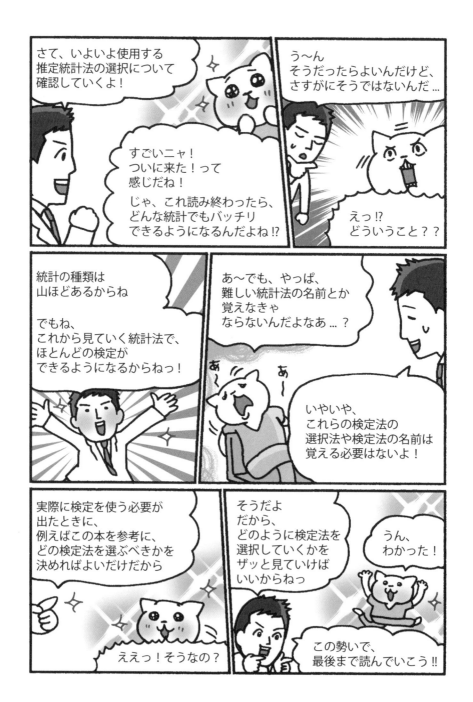

13章 連続データの検定法

1グループ内比較

　1グループ内比較とは、ある1つのグループで何かを測定調査した研究です。**12章**のチェック項目を基に検定法を決めていきますが、1グループ内比較では、標本数は原則1つになります。

1標本（測定1回）

例：50 〜 60 歳の女性で高血圧（収縮期血圧 130 mmHg 以上）のある人の割合は、高血圧のない人に比べて多いかどうかを確認するために、300 人の 50 〜 60 歳の女性の血圧を測定した。

　検定法：各対象者において血圧を1回測定し（すなわち1標本）、それらの 300 人での収縮期血圧が 130 mmHg 以上か未満で検定します。

対象者：300人　← 血圧を1回測定

選択する検定

○ 分布に偏りがない場合

　　➡　1 標本 t 検定

○ 分布に偏りがある場合

　　➡　符号検定　あるいは　ウィルコクソン符号付順位和検定

1標本（測定2回）

例： 薬Aは心拍数に影響するかどうかを調べるために、100人の成人男性におい
て、薬Aの投与前と投与30分後の心拍数に差があるかどうかを比較し
た。

検定法： 各対象者において薬Aの投与前と投与30分後の心拍数を測定し、
それらの100人での薬Aの投与前後の心拍数の変化、という1標
本に関して検定します。

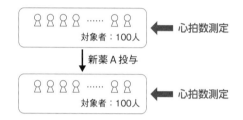

選択する検定

◦ 2つの値の差の分布に偏りがない場合

　　　➡　　対応のある *t* 検定

◦ 2つの値の差の分布に偏りがある場合

　　　➡　　符号検定　あるいは　ウィルコクソン符号付順位和検定

1標本（測定3回以上）

例：急性心筋梗塞で救急搬送されてきた50人の男性において、新しい薬Aの
投与前、投与後1、2、6、12、24時間後に心拍数が低下するかどうかを比
較した。

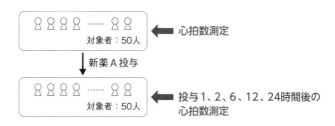

選択する検定

○ 分布に偏りがない場合

➡　二元配置分散分析

○ 分布に偏りがある場合

➡　フリードマンの二元配置分散分析

2グループ間比較

1標本（対応のあるデータ）

例：18 ～ 25歳で健康な一卵性双生児30組の間で、収縮期血圧に差があるか
どうかを比較した。

検定法：一卵性双生児の2人は、基本的に同じ状態、すなわち同じ母集団
に属している、と考えられるため、対応があるデータとして判断
し、それに対する検定を選択します。

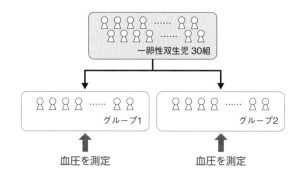

選択する検定

○ 2つの値の差の分布に偏りがない場合

➡ 対応のある t 検定

○ 2つの値の差の分布に偏りがある場合

➡ 符号検定 **あるいは** ウィルコクソン符号付順位和検定

2標本（対応のないデータ）

例：週に2回以上運動をしている50人の成人男性と、週に2回以上の運動は
していない50人の成人男性との間で体脂肪率に差があるかどうかを比較
した。

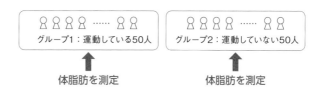

選択する検定

○ 分布に偏りがなく、2グループのデータのばらつきが同程度の場合

➚ 2標本 *t* 検定

○ 分布に偏りがある、あるいは、2グループのデータのばらつきに違いが
ある場合

➚ マン・ホイットニー *U* 検定

3グループ以上のグループ間比較
1あるいは2標本、対応のないデータ

例：全身麻酔下の手術が予定された300人を3グループにランダム化区分をし、各グループで気管挿管用の器具A、B、あるいはCを用いた場合の気管挿管に要する時間を比較した。

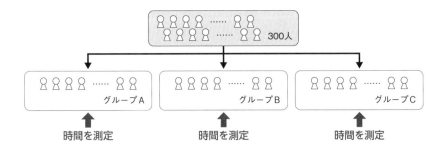

選択する検定

○ 分布に偏りがなく、データのばらつきがグループ間で同程度の場合

　　➡　一元配置分散分析

○ 分布に偏りがある、あるいは、データのばらつきがグループ間に違いがある場合

　　➡　クラスカル・ウォリス検定

この章のまとめ

○ 連続データへの検定法は、比較グループ数、標本数、対応
のあるデータかどうか、そしてデータ分布の状況などを基に
選択する必要がある。

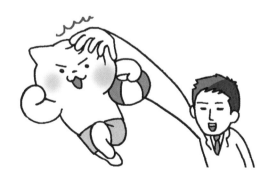

14章 離散データの検定法

離散データの解釈

　離散データの適切な検定法の選び方は、統計の専門家の間でも見解が分かれることがしばしばあります。そのため、"大きな"研究をする場合には、研究開始前に統計の専門家とともに、最適な検定法を選択するのがよいでしょう。一方、比較的小さな研究の場合には、つぎの"目安"を参考に統計法を選択することができます。

　離散データを連続データとして扱ってもよいことがあることを確認しました（☞ 28 ページ）。どのようなときに離散データを連続データとして扱ってよいのかどうかは、日々の臨床の現場で、離散データを連続データとして扱っているかどうかを目安とします。

　例えば、心拍数は 1 分間に拍動する数、すなわち整数ですから、離散データになります。しかし、心拍数のデータは日常の医療現場ではあたかも連続データのように扱っています。そして、正常な人から得られた心拍数のヒストグラムを作成すると、連続データのように、左右対称の山型になります。そのため、心拍数は、連続データとして扱い、上で確認した連続データの検定法から選ばれることが多くなっています。

　一方、1 世帯あたりの子供の数を A 地域と B 地域で比較するような研究では、得られるデータはおそらく 0 ～ 2 人に集中し、ヒストグラムで、左右対称の山型になることはまれなはずです。そのため、子供の数は連続データとして扱うべきでなく、一般的には、順序データとして扱い、それに対する適切な検定法

を選択すべきである、と考える専門家が多いようです。

この章のまとめ

○ 離散データは連続データあるいは順序データとして扱うことが多い。

○ 離散データの適切な検定法は、日々の臨床の現場で連続データとして扱っているかどうかを選択の指標とする。

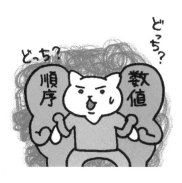

15章 名義データの検定法

度数分布表（r × c 表）の作成

　名義データの検定法では、各カテゴリーに区分される人の数を比較するのが一般的です。カテゴリー区分で最も単純なものが、 表1 のように、2つのグループで、2つのカテゴリーに区分されたものです。

表1　成人男性100人と女性100人における喫煙の有無

	吸う	吸わない
男性（100人）	27	73
女性（100人）	8	92

　表1 の例では男性と女性のグループに区分され、各グループでタバコを「吸う」、「吸わない」の2つのカテゴリーに区分されています。そして、2つのグループ間でのタバコを吸う割合を比較します。

　また 表2 のように、血液型の違いにより4つのグループに区分して、タバコを吸う割合を比較する場合もあるはずです。

表2　各血液型の成人400人における喫煙の有無

	吸う	吸わない
A 型 （100人）	16	84
B 型 （100人）	18	82
AB 型 （100人）	14	86
O 型 （100人）	18	82

このような表は、各カテゴリーに区分される人数などの度数を示しているので、**度数分布表**と呼ばれます。そして、(表1)は2×2表、(表2)は4×2表というように、縦の列と横の行の数で表の種類を表現します。そして、このような度数分布表は、列（英語でraw）の数と行（英語でcolumn）の数の英語の頭文字をとって、r×c表と呼ばれます。

分類データへの検定法は、比較したグループの数と、度数分布表の種類の違い、などにより選択していきます（**チェック項目5と6**は連続データの場合に必要なので、ここではチェックする必要がありません）。

1グループ内比較

1標本（1測定）

例：地域Aにおいて、気管支喘息に罹患している人の割合が20％を超えているかどうかを調べるために、その地域の50～60歳の女性230人で気管支喘息の有無を調査した(表3)。

(表3) 地域Aにおける50～60歳女性の気管支喘息の有無

	喘息あり	喘息なし
50～60歳女性（230人）	52	178

選択する検定

➡ 頻度に対する仮説検定

（二項分布に対する半整数補正つき）

1標本（2測定）

例：関節リウマチに罹患している 50 ～ 60 歳の女性 160 人において、鎮痛薬 A
と鎮痛薬 B のどちらかを投与し、30 分後に鎮痛効果の有無を調査した。そ
の 1 ヶ月後に、各患者で、1 回目に投与した鎮痛薬と違う鎮痛薬を投与し、
効果の有無を調査し、各患者における 2 種類の鎮痛薬の効果の比較をした
（表4）。

表4　関節リウマチに罹患している 50～60 歳の女性 160 人における
　　　鎮痛薬 A あるいは鎮痛薬 B の投与 30 分後の鎮痛効果 (人数)

		鎮痛薬 A	
		効果あり	効果なし
鎮痛薬 B	効果あり	82	48
	効果なし	18	12

選択する検定

➡ マクネマー検定

2グループ間の比較

2標本（2×2表）

例：関節リウマチに罹患している 50 ～ 60 歳の女性 320 人を 2 グループにラン
ダム化区分し、1 グループで鎮痛薬 A を、もう 1 つのグループで鎮痛薬 B
を投与し、30 分後に鎮痛効果の有無を調査し、各患者における 2 種類の
鎮痛薬の効果の比較をした（表5）。

表5 関節リウマチに罹患している50〜60歳の女性320人における
鎮痛薬Aあるいは鎮痛薬Bの投与30分後の鎮痛効果 (人数)

	効果あり	効果なし
鎮痛薬 A	120	40
鎮痛薬 B	90	70

選択する検定

o 対応のないデータの場合

➡ フィッシャーの直接法

例：18歳以上の一卵性双生児30組で、兄と弟で結婚の有無を調査し、兄と弟
で結婚の頻度に差があるかないかの比較をした 表6 。

表6 一卵性双生児30組における、兄と弟での結婚の有無 (人数)

		兄	
		結婚している	結婚していない
弟	結婚している	14	3
	結婚していない	5	8

選択する検定

o 対応のあるデータの場合

➡ マクネマー検定

3グループあるいはそれ以上のグループ間の比較

1 標本あるいはそれ以上（r×c表）

例：喫煙者は飲酒の頻度も高いかどうかを調査するため、40 〜 70 歳の男性 1,280 人で、喫煙の有無（吸う、吸わない、禁煙中）と飲酒の程度（毎日、3 〜 6 日 / 週、1 〜 2 日 / 週、飲まない）を調査、比較した（表7）。

表7 40〜70歳の男性1,280人における喫煙と飲酒状況（人数）

		飲酒			
		毎日	3 〜 6 日 / 週	1 〜 2 日 / 週	飲まない
喫煙	吸う（440人）	86	46	202	106
	禁煙中（438人）	52	79	189	118
	吸わない（402人）	38	42	136	186

選択する検定

○ 対応のないデータの場合

➡ カイ 2 乗検定

例：16 〜 32 歳の三つ子 8 組での花粉症の有無を調査、比較した（表8）。

表8 16〜32歳の三つ子8組での花粉症の有無

		花粉症		
		第一子	第二子	第三子
三つ子	1 組目	あり	あり	あり
	2 組目	あり	なし	あり
	3 組目	あり	なし	なし
	4 組目	なし	なし	なし
	5 組目	なし	なし	あり
	6 組目	なし	あり	あり
	7 組目	なし	なし	なし
	8 組目	あり	あり	あり

選択する検定

- 対応のあるデータの場合

  ➡ ステュアート・マックスウェル検定

この章のまとめ

- 名義データの検定の選択には、度数分布表の作成が便利である。

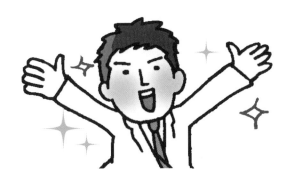

練習問題

問題1

　無作為に選んだ4つの県庁に勤める20歳代の女性職員から、それぞれ100名無作為に選び、日常生活で運動習慣があるかどうかを調査しました。その結果、日常生活で運動習慣があると答えた人数はA県で23人、B県32人、C県29人、D県19人でした。

　日常生活で運動習慣があると答えた20歳代女性職員の割合が、これらの県庁間で違いがあるのかを検定することにしました。検定に用いる度数分布表を作成して下さい。

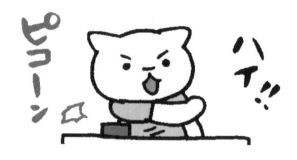

答え

　日常生活で運動習慣があると答えた 20 歳代女性職員の割合が、これらの県庁間で違いがあるのかを検定するために用いる度数分布表はつぎのようになります。

	日常生活での運動習慣	
	あり	なし
A 県（100 人）	23	77
B 県（100 人）	32	68
C 県（100 人）	29	71
D 県（100 人）	19	81

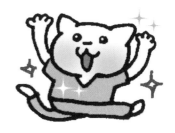

16章 順序データの検定法

　順序データに対する検定法もいくつかあります。順序データは、グループあるいは標本に大きい、小さいなどの順序があるわけですから、2標本あるいはそれ以上のグループあるいは標本の比較に使用します。

　では、順序データへの主な検定について確認していきましょう。

2グループ間の比較
順序関係のある2標本あるいはそれ以上

例：成人男性100人と女性100人を対象とし、各グループで、喫煙の有無を（表1）のように3段階に区分した（2×3表）。

（表1）　成人男性100人と女性100人における喫煙の有無

	吸う	禁煙している	吸ったことがない
男性（100人）	27	20	53
女性（100人）	8	2	90

選択する検定

➡　傾向性のカイ2乗検定

あるいは

マン・ホイットニー U 検定

3グループあるいはそれ以上のグループ間の比較
2標本あるいはそれ以上

例：血液型がA、B、AB、Oであった成人各100人を対象とし、各グループで、喫煙の有無を 表2 のように5段階に区分した（4×5表）。

表2　各血液型の成人400人における1日の喫煙数

	0本	1〜5本	6〜10本	11〜20本	20本以上
A型　（100人）	84	2	4	6	4
B型　（100人）	78	2	4	8	8
AB型（100人）	82	2	6	5	5
O型　（100人）	80	6	5	5	4

選択する検定

➡　クラスカル・ウォリス検定（H検定）

17章 推定

母集団の代表値の推定

推定については**4章**で確認しましたが、ここでもう一度見ておきましょう。

研究対象者から得た結果から平均や中央値などの代表値などを求めることができますが、推定により、それらの対象者が含まれる全体、すなわち母集団での代表値を推定することができます。

例えば、ある高校の1年生男子100人を対象に身長を測定した結果、その平均が170.2cmであったとしましょう。この170.2cmは、対象者100人の結果をまとめた記述統計になります。これまでに何度か確認してきましたが、普通はこれらの学生100人の平均身長自体を知りたいのではなく、日本の高校1年生男子での平均身長を知りたいはずです。

日本の高校1年生男子での平均身長は、対象となった100人の平均身長の値をそのまま使用することはできません。なぜなら、仮にほかの100人で身長を測定すると、169.3cmや170.8cm、などのように違う値となるのが普通だからです。

しかし、推定を用いることにより、一部の研究対象者から得られた一回の研究結果から、母集団の身長をつぎのように推定することが可能となります。

対象者100人の身長 （平均（標準偏差））	推定	母集団の身長の推定値 （95％信頼区間）
170.2 (0.48) cm	→	168.3～172.1 cm

　このように、得られた結果から推定した母集団の平均身長は、168.3 cm から 172.1 cm の幅、すなわち区間があります。そのため、このような推定値を**区間推定**と呼びます。そして、区間推定の結果は**95％信頼区間**で示すのが一般的です。

　ここで出てくる 95％信頼区間の 95％は何を意味しているのか、を簡単に確認していきましょう。例えば、100 人の身長の測定を、仮に 100 の高校で、それぞれ行ったとしましょう。そうすると、対象者 100 人の平均身長が 100 個得られることになります。

　推定を用いると、1 高校での 1 回の測定で得られた平均身長から、例えば 100 回分の平均身長の推定値を求めることにより、母集団の平均身長を推定することが可能です。そして、それらの 100 個の代表値の最も大きい 2.5％分と最も小さい 2.5％分を除いた、中央部の 95％分の値が 95％信頼区間になります。

母集団の頻度の推定

　推定により、母集団の代表値の推定のみならず、母集団での頻度の推定も可能です。

　例えば、地域 A に住んでいる人の血液型が AB である頻度、すなわちこの場合には割合、がどのぐらいかを調査するために、その地域の 1,000 人の血液型を検査したとしましょう。その結果、89 人が AB 型だったとします。

　この調査から、AB 型の血液であった割合は 1,000 人中 89 人、すなわち 8.9％となります。しかし、これまで何度も確認してきたように、これらの 1,000 人以外の 1,000 人で検査すると、例えば 8.5％とか 9.2％とかになるかもしれません。

　この結果に対して推定を用いて、例えば 95％信頼区間を求めると、母集団での頻度をつぎのように推定できます。

血液型が AB であった人 の割合	母集団での割合 (95％信頼区間)
8.9%（89 / 1,000）	→推定→ 8.0 ～ 9.0%

このように、推定を用いることにより、地域Aに住んでいる人の血液型が AB である割合は 8 ～ 9%であると推定できました。

差の程度の推定

推定は、研究で比較したものの差から、母集団でどのぐらいの差になるかも推定することができます。

例えば、「日本の高校生男子と女子の間で、身長にどのぐらいの差があるか？」の研究のため、A高校の男子 50 人と女子 50 人の身長を比較したところ、つぎのようになったとしましょう。

	平均 (標準偏差)
男子 50 人の身長	170.6 (5.9) cm
女子 50 人の身長	157.8 (5.4) cm
平均の差	12.8 cm

これらの結果から、95％信頼区間をコンピューターで求めると、つぎのようになります。

男女の身長差	95％信頼区間
12.8 cm	→区間推定→ 10.2 ～ 15.4 cm

　このように、実際には男子 50 人と女子 50 人の身長を測定しただけですが、差の 95 ％信頼区間を求めることにより、日本の高校生男子と女子の平均身長の差は 10.2 ～ 15.4 cm ぐらいであることが推定できました。

　13 ～ 16 章で検定法は、データの種類の違いや、比較グループ数の違いなどにより、適切な検定法を選択すべきであることを確認しました。推定も同じです。**12 章**で確認したチェック項目を参考に、適切な推定法を選択する必要があります。

　検定法には *t* 検定や、マン・ホイットニー *U* 検定のように、いろいろな名前がつけられていますが、推定ではこのような名前がついていません。そのため、どの推定法も同じに見えますが、平均、中央値、差、頻度などの何に関する信頼区間かを選ぶ必要があります。

　例えば、2 グループ間、1 標本、対応のない連続データで、分布に偏りのある場合の比較の場合、グループ間の差は平均ではなく中央値で示すことになりますが、それに対する推定も、平均の 95 ％信頼区間ではなく、中央値の 95 ％信頼区間で示すべきことになります。

この章のまとめ

○ 得られたデータが連続データの場合、推定により母集団での代表値を推定できる。

○ 得られたデータが分類データの場合、推定により母集団での頻度を推定できる。

○ 研究で得られた2つの代表値の差あるいは頻度の差から、推定により母集団での代表値あるいは頻度の差を推定できる。

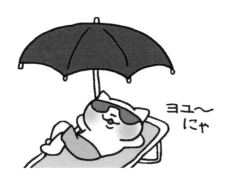

ヨユ〜
にゃ

18章 連続データの推定

代表値の推定

例：50 歳代の男性の血中コレステロール値を推定するために、50 歳代の男性 1,000 人での血中コレステロール値を測定した。

選択する検定

○ 分布に偏りがない場合

➡ 平均の信頼区間

○ 分布に偏りがある場合

➡ 中央値の信頼区間

1グループ内の差からの推定

例：新しい血圧降下薬Aによりどのぐらい血圧を低下させることができるかを推定するために、高血圧症のある患者 230 人で、薬Aの投与前後で血圧を測定した。

選択する推定

○ 差の分布に偏りがない場合

➡ 各対象者での 2 標本の差の平均の信頼区間

- 差の分布に偏りがある場合
    ➡ 各対象者での2標本の差の中央値の信頼区間

2グループ間の差からの推定

1標本（対応のあるデータ）

例：20歳代の一卵性双生児の姉妹間で身長がどのぐらい違うかを推定するために、20歳代の一卵性双生児の姉妹30組の身長を測定した。

選択する推定

- 2つの値の差の分布に偏りがない場合
    ➡ データ間の差の平均の信頼区間

- 2つの値の差の分布に偏りがある場合
    ➡ データ間の差の中央値の信頼区間

2標本（対応のないデータ）

例：50歳代の男女間で血中コレステロール値がどのぐらい違うかを推定するために、50歳代の男性100人と女性100人での血中コレステロール値を測定した。

選択する推定

- 分布に偏りがなく、2グループのデータのばらつきが同程度の場合
    ➡ 平均の差の信頼区間

- 分布に偏りがある、あるいは、2 グループのデータのばらつきに違いが
  ある場合

  ➡ 中央値の差の信頼区間

練習問題

問題1

運動習慣のある人とない人で体脂肪率に差がどのぐらいあるかを推定するために、運動習慣のある女性 100 人と運動習慣のない女性 100 人の体脂肪率を測定しました。

① この研究は何グループ間比較ですか？

② これらのグループ間での体脂肪率の差から、母集団の差を推定するには、一般的に何を求めればいいですか？

答え

問題1① 2グループ間比較

運動習慣のある女性 100 人と運動習慣のない女性 100 人での比較ですから、2グループ間比較になります。

問題1② 差の信頼区間

得られたデータの差から母集団の差を推定するには、一般的に差の信頼区間を求めます。

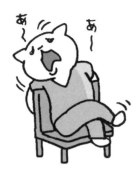

19章 名義データの推定

母集団の頻度の推定

例：60 歳代の女性がどのぐらいの頻度で糖尿病に罹患しているかを推定する
ために、60 歳代女性 840 人で糖尿病の有無を検査した。

選択する推定

➡　頻度の信頼区間

1グループ内での差からの推定

例：頭痛に薬 X と Y との効果に差があるかどうかを推定するために、慢性的に
頭痛がある女性 300 人で、1 回目には薬 X、2 回目には薬 Y を投与し、頭
痛が軽減した頻度を調査した。

選択する推定

➡　頻度の差の信頼区間

2グループ間の差からの推定

例：肥満のある人とない人との間で、採血を1回の試みで成功できる頻度にどのぐらいの差があるかを推定するために、肥満のある210人と肥満でない190人で採血を試み、成功率を求めた。

選択する推定

○ 対応のないデータの場合

➡ 対応していないデータ間の頻度の差の信頼区間

例：25～30歳の一卵性双生児の兄弟間で喫煙をしている頻度に差があるかを推定するために、25～30歳の一卵性双生児28組での兄と弟とで喫煙している頻度を調査した。

選択する推定

○ 対応のあるデータの場合

➡ 対応しているデータ間の頻度の差の信頼区間

練習問題

問題1

　日本人とイギリス人で血液型の分布が違うことが知られていますが、例えば血液型Oの人の割合がこれらの2国間でどのぐらい違うかを知りたくなりました。そして、日本人100人とイギリス人100人で調査したら、つぎのようになりました。

日本人でO型：32 / 100 人

イギリス人でO型：45 / 100 人

　この結果から、O型の血液の人の割合が日本とイギリスでどのぐらい違うのかを推定するには、つぎのどちらを使うべきですか？

　　a. 対応しているデータ間の頻度の差の信頼区間
　　b. 対応していないデータ間の頻度の差の信頼区間

答え

問題1 b

　日本人とイギリス人それぞれを対応させて比較しているわけではないので、2つのグループ間での血液型Oの人の割合の比較、推定となります。そのため、母集団での差の程度は、対応していないデータ間の頻度の差の信頼区間を選択します。

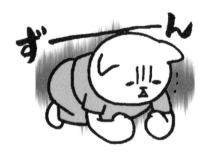

おわりに

　さて、このページまでたどり着きましたか？　たどり着けたら、統計の基礎はバッチリマスターできたことになります！

　統計には数多くの種類が存在し、今もつぎつぎと新しい統計法が考案されています。そのため、この本で確認していない統計法もあります。しかしこのページまで読み通せたら、どの統計を選んだらよいかの簡単なノウハウはマスターできているはずです。そのため、自信をもって統計を使ってみてください！

　統計はむずかしい、と言われてきた１つの理由として、統計の結果を得るのには、各統計法の数式を正しく理解し、その数式に具体的に必要な数値を入れ、仮説検定の場合には有意差があるかないかを分布表を用いて決める必要があったからです。しかし、今はこれらはコンピューターの統計ソフトがしてくれます。そのため、わたしたちがすべきことは、どの統計法を選択すべきかを決めればよいことになります。

　この本のはじめにも書きましたが、統計は道具です。ですから統計という道具の使い方が少しでも理解できたら、ぜひその道具を使って、実際に研究をしてみてください。

　この本をきっかけに統計に対する苦手意識が少しでも減ってくれれば、と願っています。

浅井　隆

索引

●著者プロフィール

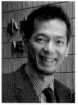

浅井　隆（あさい・たかし）
獨協医科大学 埼玉医療センター
麻酔科 教授

関西医科大学卒
英国ウェールズ大学（現カーディフ大学）
大学院卒
（医学博士号〔Doctor of Philosophy〕取得）

統計および論文の書き方、研究倫理、気道確
保法などについてのわかりやすい書籍を多数
執筆。執筆書籍に「雑誌編集長が欲しがる!!
医学論文の書き方（Dr.あさいのこっそりマ
スターシリーズ）」（アトムス）、「Dr.あさい
の みんなの気道確保（全2巻）」（中外医学社）
などがある。

ねころんで読める医療統計
ーDr. 浅井の本当にやさしい

2020年9月1日発行　第1版第1刷
2022年5月20日発行　第1版第2刷

著　者　浅井 隆

発行者　長谷川 翔
発行所　株式会社メディカ出版
　　　　〒532-8588
　　　　大阪市淀川区宮原3-4-30
　　　　ニッセイ新大阪ビル16F
　　　　https://www.medica.co.jp/
編集担当　中島亜衣
装　幀　市川 竜
本文イラスト　藤井昌子
印刷・製本　日経印刷株式会社

ISBN978-4-8404-7265-4　　Printed and bound in Japan

当社出版物に関する各種お問い合わせ先（受付時間：平日9：00～17：00）
●編集内容については、編集局 06-6398-5048
●ご注文・不良品（乱丁・落丁）については、お客様センター 0120-276-115